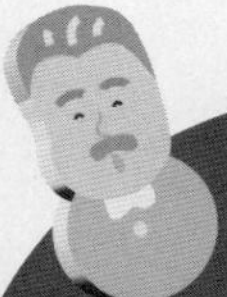

早期発見で のばそう 健康寿命

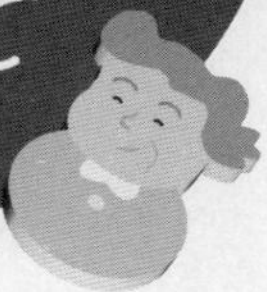

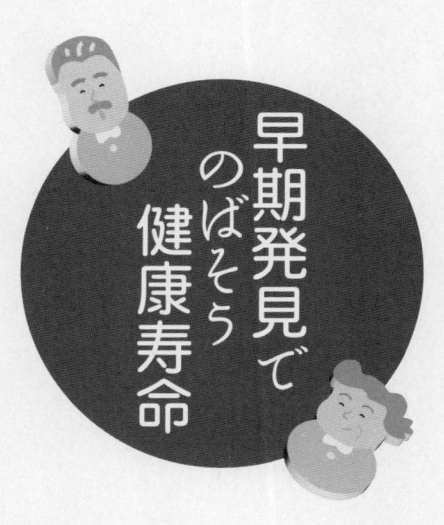

早期発見でのばそう健康寿命

浜松医科大学公開講座 第9弾

はじめに

２００８年度の浜松医科大学公開講座は、２００８年４月19日から最終回の10月25日まで計７回にわたって開催されました。本書はその７回の講演内容をまとめたものです。

浜松医科大学公開講座（主催・浜松医科大学、静岡新聞社・ＳＢＳ静岡放送、協賛・浜松ホトニクス株式会社）は、今回で９回目になります。１９９９年に開学25周年を記念して行われた「21世紀の医学・医療～健やかな生と死を」と題する10回の講演会が最初です。第２回は２００１年に、21世紀を記念し、また同時に静岡新聞創立60周年・ＳＢＳ静岡放送創立50周年を記念して行われました。この時は「がんに挑む～がん研究・治療の最前線」と題した７回の講演会が開催されています。以後、

第3回は2002年に「ぼけに克つために～健康長寿の条件」、第4回は2003年に「無病息災を目指す～早期発見・早期治療」、第5回は2004年に「未病の医学～早期発見への挑戦」、第6回は2005年に「よりよく生きる～真の健康長寿とは？」、第7回は2006年に「生きているということは～いのち健やかに～」、第8回は2007年に「輝いて生きる～長寿社会の健康学」と題して毎年、開催されてきました。これらの内容は、同名の書として静岡新聞社から出版されています。

会場はいずれもアクトシティ浜松中ホール（収容定員1，000人）で行われましたが、今回を含めて常に満員の盛況でした。また、SBSラジオでも、毎回、内容を編集して1時間の特別番組で放送されました。

この講演会の開催には浜松ホトニクス株式会社（晝馬輝夫社長）のご支援をいただいています。また晝馬輝夫社長ご自身にも講演の講師を務めていただき好評を博しています。

第9回になる今回の講座は、「早期発見でのばそう健康寿命」というテーマで、計7回の講演が行われました。女優の由美かおるさんを迎えた「心とからだの健康～西野流呼吸法」の回では、西野流呼吸法の実技も学びました。また、映画「折り梅」の上映を行うとともに制作者の映画監督、松井久子さんに解説していただきました。前回の講演では、この映画の極一部だけの上映でしたので、もっと観たいというご要望に応えての上映となりました。また、今回も例年のように、病気についてもっと知るという意味で、浜松医科大学の教授陣からいろいろな種類の病気について学びました。本書は今回の講座をまとめたものです。

今では人生百年時代も夢ではなくなってきました。日本人の平均寿命（2003年）は、男78・36歳、女85・33歳と世界一長く、また、健康寿命も74・5歳と世界に誇れる長さです。

また、100歳以上の長寿者も近年、飛躍的に伸び、1963年（昭和38）：153人、2000年（平成12）：1万3，036人、2004年（平成16）：2万3，038人になり、さらに最近では2万5，000人以上になりました。

しかし、いくら寿命が長くても健康でなければ意味がありません。近年、WHOから「健康寿命」という概念が提唱されています。「寝たきり状態で介護され、ただ単にベッド上で生きている」のでは生の価値がないのでは？という観点からの提唱です。人類が進歩？したせいか、生活の質（QOL）が重視されるようになってきたと言えます。健康長寿の正式の定義はありませんが、基本は、1寝たきりではなく、自立して生活できる、2認知障害がない、3感情を自由に表現できる、などが考えられます。ちなみに、WHOが発表した「健康寿命」も、我が国は世界一（1999）です。

「平均寿命」から「健康寿命」へと、高齢者の生活の質を重んじる概念が登場したと思ったら、最近、「健康幸福寿命」という言葉も目に入るようになりました。確かに、「健康は幸福の基」ではありますが、体を自由に動かせるからといって、必ずしも幸福とは限りません。

高齢者は一様ではありません。努力によって心身共に若々しい高齢者になり得ます。だからこそ、若い時から、さらに高齢者になってからでも努力が求められるのです。

この講座には、毎回、高校生から80歳代まで1，000人近い方々に受講していただいています。また、講演の内容は、毎回、SBS静岡放送からラジオを通して放送され、静岡新聞にも掲載されます。きっと多くの方の耳や目に触れているに違いありません。さらに本書を通して、一人でも多くの方に、「生きているということは」について考えていただきたいと願っています。

この企画をお世話して下さった静岡新聞社、ＳＢＳ静岡放送の皆さんや、協賛いただいた浜松ホトニクス株式会社並びに書馬輝夫社長に心より御礼申し上げます。

浜松医科大学学長　寺尾俊彦

早期発見でのばそう健康寿命

第1回

光技術と健康
医療分野に「光」が貢献 …… 晝馬輝夫（浜松ホトニクス会長兼社長） 10

なぜ、今、特定健診？
有病長寿から無病長寿へ …… 遠山和成（静岡健康管理センター所長） 16

第2回

充実した生活の一助に
若さを保つにはホルモン補充療法が効果的 …… 寺尾俊彦（浜松医科大学学長） 24

心とからだの健康～西野流呼吸法
良い呼吸で健康な体を …… 由美かおる（女優） 30

第3回

帯状疱疹の上手な治し方
病気の正しい情報を …… 橋爪秀夫（浜松医科大学皮膚科学講座准教授） 40

パーキンソン病なんかに負けるな！
挑戦する姿勢貫いて …… 金澤一郎（国立精神・神経センター名誉総長） 46

早期発見でのばそう健康寿命

Contents

第4回
上手ながん検診の受け方
早期発見、治療でがん予防……大西一功（浜松医科大学附属病院腫瘍センター教授） 52

一笑健康
笑って人生健やかに……立川らく朝（落語家・医師） 58

第5回
あるがままの認知症　～アルツハイマー病の早期発見とケア
患者と同じ目線で介護を……宮嶋裕明（浜松医科大学内科学第1講座准教授） 64

第6回
子どもと大人のメタボリックシンドローム
若い時から生活習慣を改めて……大関武彦（浜松医科大学小児科学講座教授） 74

腰痛とその予防
正しい姿勢で負担を減らして……長野昭（浜松医科大学整形外科学講座教授） 82

ふえつづける肺塞栓症～その早期発見と予防対策は？
下肢の腫れ、胸の痛みに注意……小林隆夫（県西部浜松医療センター病院長） 88

第7回
うつ病の早期発見と対応
体、心の変調に疑いを……森則夫（浜松医科大学精神神経医学講座教授） 94

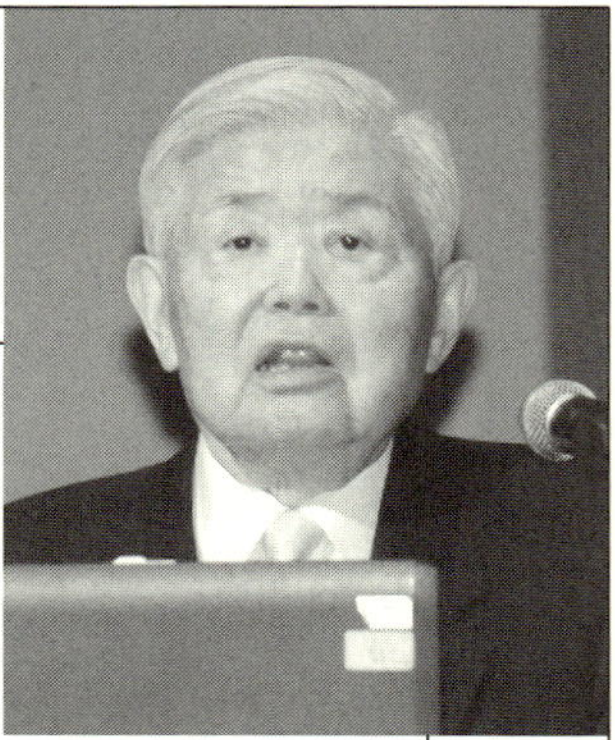

浜松ホトニクス会長兼社長
晝馬 輝夫
【ひるま　てるお】

1926年生まれ。47年浜松工業専門学校（現静岡大学工学部）卒業。53年浜松テレビ設立と同時に取締役、78年代表取締役社長。83年に浜松ホトニクスに社名変更。94年中国浙江大学教授。2002年浜松光医学財団理事長、04年浜松医大理事、光産業創成大学院大学理事長。他に日本経団連理事など。

第1回

光技術と健康

医療分野に「光」が貢献

真の健康とは

老人になっても健康でいられる社会が理想です。しかし、我々には健康とはどんな状態であるのかという知識がほとんどありません。WHO（世界保健機関）は、健康とは肉体的、精神的のみならず、社会的にも申し分のない状態にあり、単に疾病または病弱な状態が存在しないことではないと定義しましたが、平成10年に理事会では、その概念の幅をもっと広げ、「ダイナミックステート」と言い換え、「スピリチュアル」という言語を足しています。

私は健康とは、一人一人が社会的に幸福なことであると考えています。例えば、朝早く起きて散歩に出掛ける。そこに落ちているゴミを拾ってくる。孫の面倒をみる。こうしたちょっとした社会貢献ができ、満足できる状態が立派な健康的な生き方だと思っています。病人でないから健康というではなく、真の健康とはダイナミックにピンピンと暮らし、社会と関わっていることです。

●早期発見がカギ

今まで、先進諸国の医療体制は病気になった人の治療に専念して一大産業を形成してきました。このまま推移すると、少子高齢化社会は経済的に崩壊するほかありません。今、必要なことは全国民が真に健康な一生を過ごせる方法を見つけることです。

わが国では、高齢化社会の到来とともに寝たきりや認知症、生活習慣病患者が急増し、医療費や介護費の増加が深刻な問題になっています。がんは死亡原因の第1位になっており、一生のうち3人に1人はがんになるだろうといわれています。進行がんは見つかっても死亡する確率は非常に高く、医療費は高額です。現在の医療でがんを完全に予防することはできませんが、早期発見、早期治療によって死亡率や治療費を大幅に低減することができます。認知症についても早期発見による適切な治療が大切になります。

PETで検診強化

わが社が取り扱っている「光」は生体（私たちの体）と相性もよく、密接に関係しているので、「光」の持つさまざまな性質を利用した新しい医療技術が年々進んでいます。体外から体内の特定部位に「光」を照射して、健康度や病気の状態を診断したり、特定部位に照射した「光」によって治療に使う物質を誘導したりして、治療の度合いを調整しながら治療することも可能になってきました。「光」による医療はかつてないほどの進歩を見せています。

わが社はがんや認知症を早期に発見するPET（ポジトロン・エミッション・トモグラフィー＝陽電子放出断層撮像）装置を使った検診システムを開発し、展開しています。血流量やブドウ糖の代謝活動などの生体機能をリアルタイムで調べることができるため、脳の複雑な機能の研究や、がんや認知症などの早期発見に威力を発揮します。

従業員を対象にこの5年間計測した結果、健康な状態の者、原発がんのある者をかなり的確に発見することができました。原発がんであれば、非常に簡単に治すことができます。病院にいって検査を受け、確かにがんであると分かれば健康保険での治療ができます。そうした体制が整うことで、企業にも、社会にも大きなメリットがもたらされます。医療費の削減に加え、健康に不安のない社員が多くなるわけですから、企業にとっても大きな付加価値が生まれます。その額は膨大です。私は検査時間を短縮し、検査費を安くするＰＥＴ装置や他のプレスクリーニング技術を開発することで、人口１００万人程度の当地域で健康保険組合を中心に検診体制の強化、構築を図っていきたいと考えています。地域全体でがんでは死なない、ぼけのない社会が「光」によって実現に向かえば素晴らしいことです。

研究進む光の働き

「光技術」は臨床医療の分野でも大切な役割を果たすようになりました。これらには、血球数の測定、試薬を利用した異常細胞やウイルスの判別、薬剤による治療効果の検査、体の各部位を検査できるX線ＣＴ（コンピューター断層撮影）、光ＣＴ、乳がんを調べる光マンモグラフィーなど光による診断があります。将来的には、超高速測光や超微弱光計測技術などを応用して体外から照射した超高速パルス光で細胞レベルの診断ができれば、病気になるはるか以前の健康状態を知り、維持していくことも不可能ではないと考えています。

「光」の研究はまだ緒に就いたばかりですが、無限とも思われる光科学の解明と技術開発の重要性は医学分野に限らず、他言を要しないほどです。医療分野で「光」が果たす役割はますます重要度を高めているのです。

肉体を形成する60兆個の細胞はそれぞれが情報を交換して、細胞や細胞群が適切に対応することで、体の健康状態を保っていると考えられます。おのおのの細胞の中には30億対からなるゲノム（遺伝情報）が入っており、その遺伝子がいろいろな働きをして、各細胞の作用をコントロールしています。細胞同士が情報交換していることは、細胞を構成している分子間で通信が行われているということです。「光」は物質の最小単位の原子と原子が電子を仲介として分子を形成するときの「糊《のり》」の役目を果たしています。

分子を構成する原子に潜む電子（内部電子）の果たす作用の解明も進めています。全く新しいＤＮＡの解析やタンパク質の解析にも期待が寄せられています。内部電子の計測がレーザー技術の進歩、測定器の発達で可能になれば、今以上に人体に関するさまざまなことが分かってくるでしょう。「光技術」の研究、開発は真の健康を実現するために何よりも重要なことです。

静岡健康管理センター所長
遠山 和成
【とうやま かずしげ】

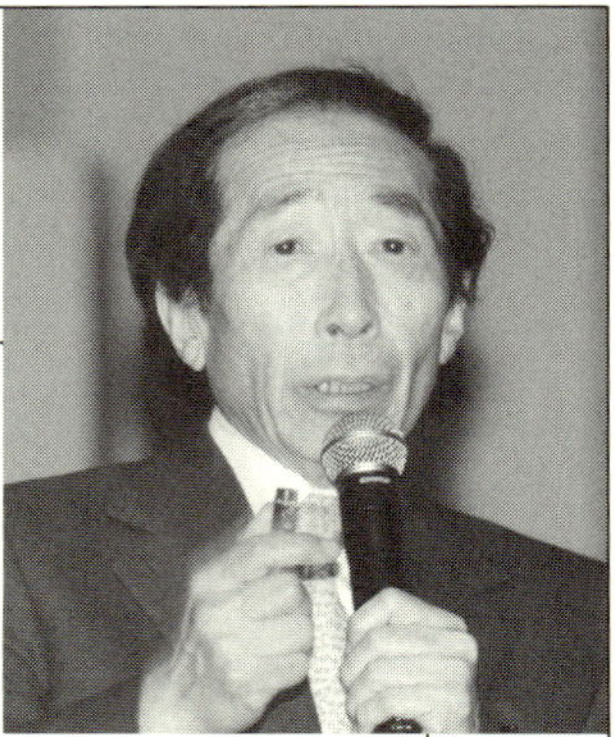

小中高校時代を静岡で過ごす。1967年京都大学医学部卒業。69年県立中央病院外科、83年県立総合病院外科医長、97年同病院副院長を経て、現在に至る。専門分野は消化器外科、乳腺外科。

なぜ、今、特定健診？

有病長寿から無病長寿へ

社会変化が大きく影響

日本社会はこの50年間で大きく変化しました。過食の時代と言われていますが、摂取カロリーは微減しています（図表1）。国民健康・栄養調査によると1975年は2，188キロカロリーで、2004年には1，900キロカロリーと約10％の減少がみられます。それでもどうして太るのかというと、昔に比べ体を動かす機会が減ったからです。農業・林業・漁業などの第1次産業が減少し、いわゆるサービス業と呼ばれる第3次産業の増加が大きく影響しています。摂取カロリーは減りましたが、消費カロリーも減少

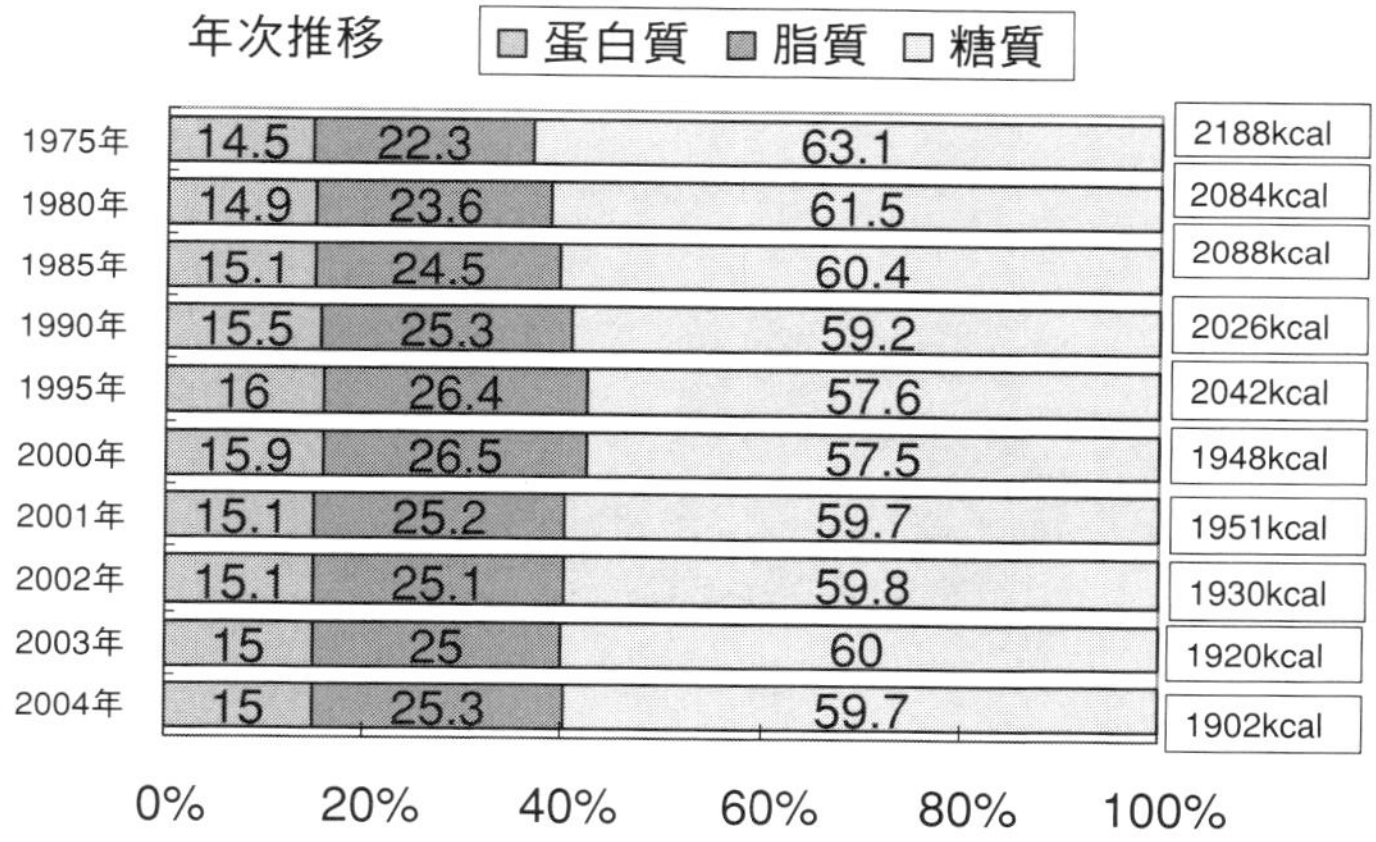

図表1　エネルギーの栄養素別摂取構成比

したのです。

それに加え、飢餓の恐怖があります。人類はいまだに飢餓の恐怖から逃れられません。日本でも第2次世界大戦後10年ぐらいたってはじめて、飢えるという言葉に現実味がなくなりました。だれしも飢餓遺伝子というものを持ち、食事が少ないときは、基礎代謝を落とすことができます。食事だけを減らし、急激に体重を落としてもすぐにリバウンドしてしまったという話はよくありますね。あれはこの飢餓遺伝子が働くのです。何百万年飢えと闘ってきた遺伝子が、わずか50年、１００年で消えるわけがありません。

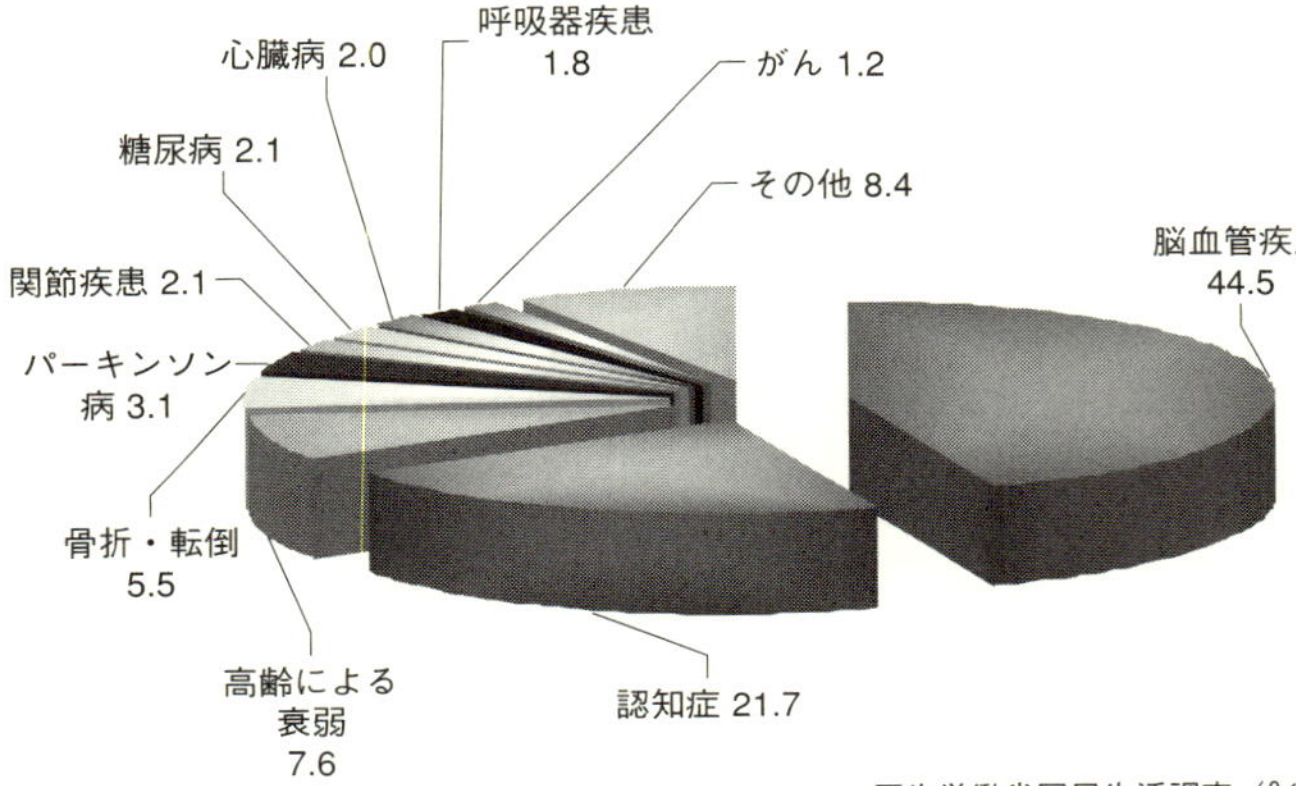

＊厚生労働省国民生活調査（%）

図表 2　平成16年度寝たきり46万3000人

健康寿命を延ばす

皆さん運動をしなくてはいけないと強く感じていると思います。しかしメタボリックシンドロームの受診者に「運動をしましたか」と聞くと「いいえ」と答える人が多いのです。なぜかと言えば、本人に切実感が全くないからです。例えば循環器系疾患は、痛みやかゆみが全くなく、最後にドンと火山が爆発するように症状が現れます。だから現実味がないのです。

メタボリックシンドロームの原因の一つに生活習慣の乱れがあります。喫煙や運動不足、過食、ストレス、お酒の飲み過ぎなどが要因で、内臓脂肪がつきます。体型を果物に例えて「洋ナシ型」や「普通のリンゴ型」などと

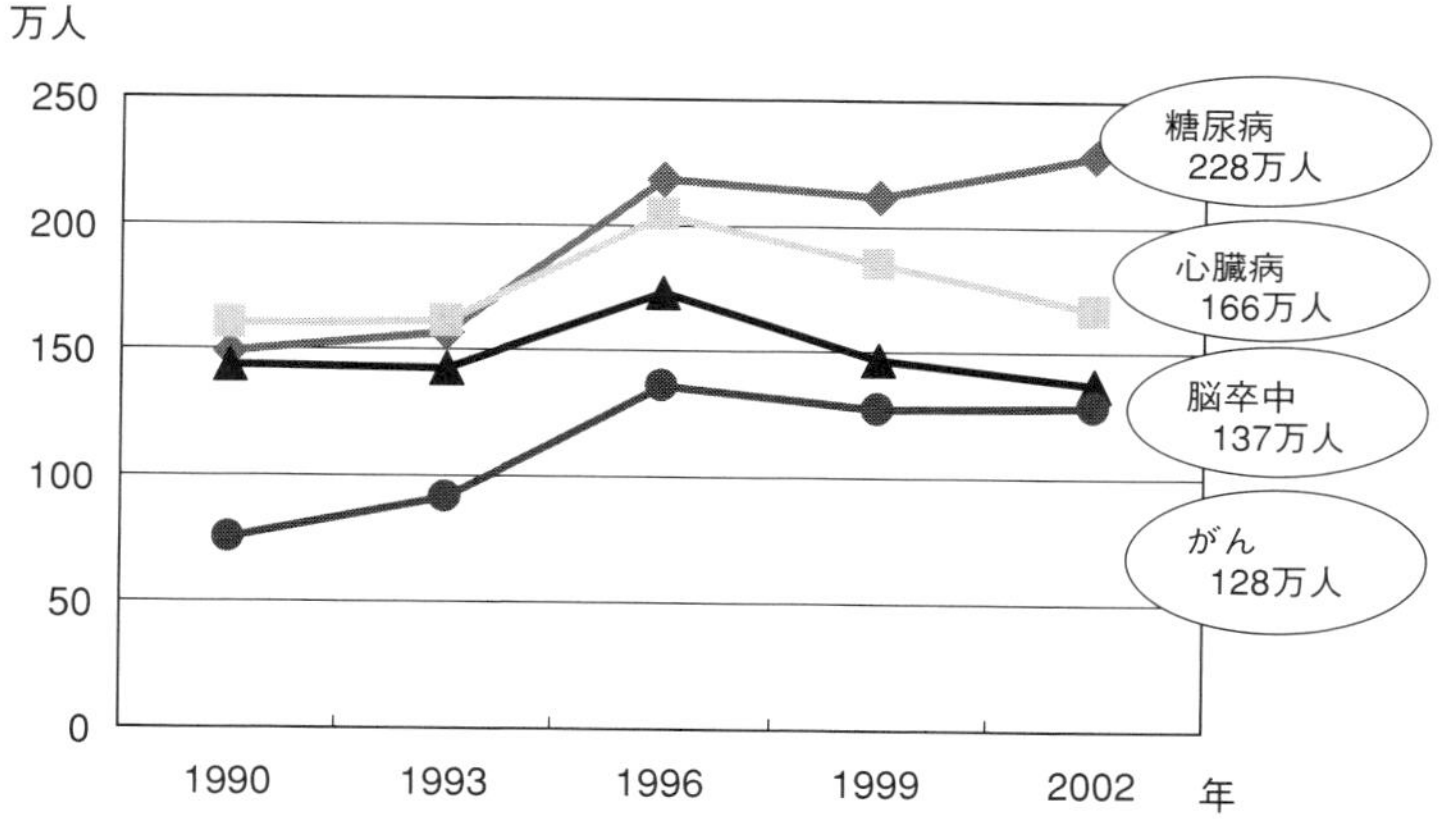

図表3　メタボ関連　総患者数の年次推移（厚生労働省）

言われてきました。中でも男性は内臓脂肪が蓄積しやすいと言われています。内臓脂肪の増加は、糖尿病や高脂血症などを増加させます。それにより動脈硬化が起こり、最終的には心臓や脳でさまざまな合併症が出て、生活機能が低下します。

肥満度を表す指標としてＢＭＩ（ボディーマス指数）があります。男性はこの30年間、数値が増え続けていますが、女性は20代、30代、40代までは少しずつ数値が減ってきています。これは女性と男性の意識の違いだと思います。とにかく女性は、肥満は何となく嫌だという思いを強く持っています。若い女性にやせている理由を聞くと彼女たちはすごく運動をしています。限られた時間を上手に使う人は女性の方が多いということです。

メタボリックシンドロームが怖い理由は、10年から20年後に重症になって現れることです。昔なら、その前に命はなくなっていました。私が医師になったときの老人というのは60歳でした。それが65歳になり、今は80歳になっています。ですから症状が現れてからその10年間、病気を持って生きなければいけないのです（図表２・３）。今後は、病気を持たずに寿命を延ばすことが求められています。そして最後はＰＰＫ（ピンピンコロリ）。元気に生きて最後はコロっといきたい。有病長寿から無病長寿への転換ということですね。

●二人三脚で克服

メタボリックシンドロームの判断として極めてユニークなのは、腹囲を測ることです。未だに賛否両論はありますが、男性は85センチ、女性が90センチという目安は非常に明快です。「おなか周りが太ってるから、お前はメタボだ」という会話を良く耳にします。

4月から特定健診がスタートしました。これは40歳から74歳の約5，５００万人を対象にメタボリックシンドロームなどの該当者や予備軍に保健指導を強く勧める制度で

●保健指導が必要な人を抽出するための健診

●生活習慣の改善を支援するための保健指導

図表4

す。これから先、必ず市なり村なり町から年に1回通知が届きます。この制度をうまく活用すれば、将来発症するかもしれない病気を軽減できるかもしれないという希望を感じさせてくれます。

この特定健診で特記すべきは保健指導が法制化されたことです。従来の健診との違いは、強制力を持った指導があることです（図表4）。ですから多くの人を本気にさせ、実行しなければ自分が損をします。指導を受け入れることで、将来健康で過ごせるという褒美が手に入ります。糖尿病の傾向がある人には、食事はこうしましょう、あるいは1週間の食事メニューを書いて見せてくださいと指導し、医師と受診者が二人三脚で取り組むわけです。

メタボリックシンドロームを防ぐにはまず敵を知り、そして己を知ることです（図表5）。体重は毎日、腹囲は週1回測りましょう。運動量の見直しをして万歩計を使いましょう。それから筋肉も減らしてはいけません。筋肉を減

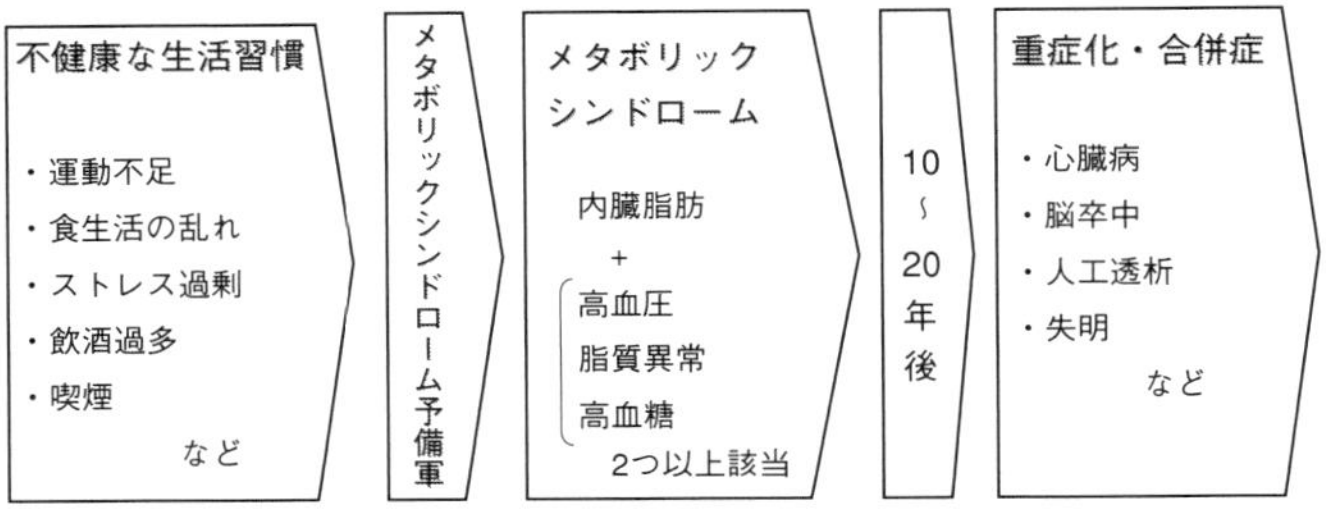

図表5　メタボの不幸

らせば、関節が痛み、転倒などの事故で寝たきりになるという悪循環が待っています。そして食事の原則を守る。すなわち「1日3食、ゆっくり食べて腹八分にして間食なし。お酒にもカロリーあり」です。

努力を重ねて健康に

私が2年間健診を担当して気づいたことがあります。己の欠点を理解し、小さな努力を積み重ねる人は1年も経たないうちにメタボリックシンドロームを脱却する人が多いです。

２０１２年には、健診の実施率を70％、指導実施率45％、メタボリックシンドロームおよびその予備軍の10％減少を目標としています。そして17年後の２０２５年には特定医療費が20％抑制されるだろうというデータがあります。これは実現できるかわかりませんが、積極的支援プログラムをうまく利用し、努力を重ねれば可能だと信じています。メタボリックシンドロームに悩まされずに、見た目にも若さを保ち、最終的には有病長寿から無病長寿を目指しましょう。

浜松医科大学学長

寺尾 俊彦

【てらお　としひこ】

1960年名古屋大学医学部を卒業し、65年同大学院医学研究科修了。75年浜松医科大学医学部助教授、98年同大学副学長、病院長を経て2000年から学長。日本産婦人科医会会長、日本母性衛生学会理事、産婦人科新生児血液学会監事なども務める。

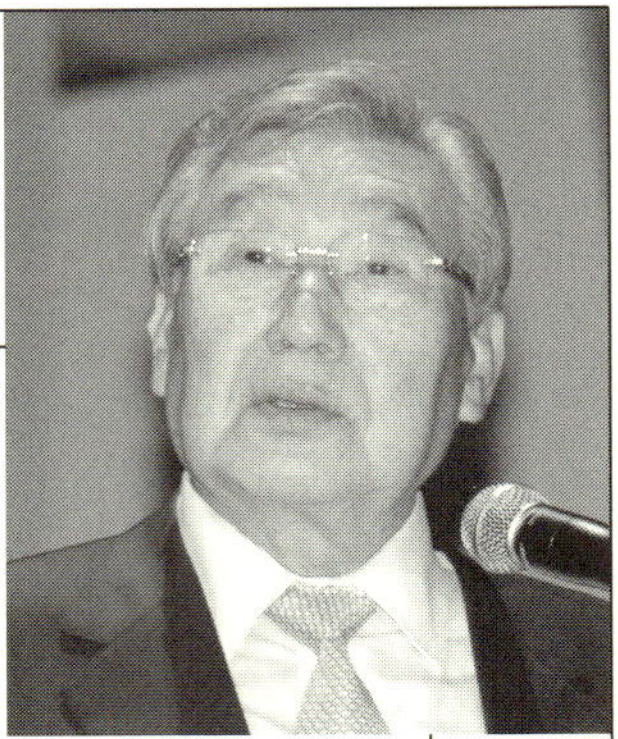

第2回

充実した生活の一助に

若さを保つにはホルモン補充療法が効果的

寿命と生殖年齢

昔は寿命と生殖年齢が一致していました。ですから人生はほぼ50年でした。しかし人間は知恵で寿命を延ばし、現在では男性が約79歳、女性が約85歳で生殖年齢を超えてからもまだ3分の1以上の人生が残っているわけです。この残りの人生を楽しく送ることをサクセスフル・エイジングといい、いつまでも若々しく充実した生活かつ長寿が理想的な歳のとりかたと言えるでしょう。

ホルモンは命の原動力です。ここでいうホルモンとは性ホルモンのことで、五感が刺激されることによって内分泌機能が成熟し、産出されます。男性の場合、睾丸から出るテストステロンによって性器は大きく影響を受け、射精や勃起《ぼっき》、性器の発育などが見られます。それから、男性の本能である「戦う」ということもテストステロンが影響を与えています。一方、女性らしさに対しては、卵胞ホルモンと黄体ホルモンが大きな影響を与えています。これは乳房を大きくすることや膣《ちつ》の壁を厚くしたり、軟らかくしたり、さらには頚管粘液というおりものを多くしたりと若さを保つ働きがあります。また、尿道をしっかりと締める働きもあります。性ホルモンが産出されることで男性は男性らしく、女性は女性らしくなり、生殖能力がある時期が最も活動的で美しいときです。

更年期とホルモン

女性は生殖活動ができる時期とできない時期の内分泌環境に大きな違いがあります。閉経すると卵胞ホルモンが産出されなくなるのですが、脳では卵胞ホルモンが働いていないと勘違いし、排卵を促すために下垂体にＦＳＨというホルモンをどんどん分泌します。現代の医学で卵巣自体を若返らせることは不可能なので、結果的にＦＳＨの濃度が非常に高い状態になります。すると更年期特有の自律神経症状や精神症状が表れ、顔が

- 精力が弱くなった、インポテンスになったなどの生殖機能低下
- 顔がほてる、のぼせる、汗をかく、動悸がするなどの自律神経失調症状
- 排尿障害など前立腺肥大症状
- 死の恐怖などの不安神経症

図表1　男性の更年期

ほてる、汗をかきやすい、腰や手足が冷えやすい、息切れや動悸がある、寝つきが悪い、眠りが浅い、怒りやすい、憂うつになる、頭痛、めまい、吐き気、疲れやすい、肩凝り、腰痛など数多くの症状が表れます。

男性も女性同様に更年期には自律神経失調症状が起こります。男性特有のものとして精力が弱くなったり、インポテンスのような生殖機能低下や排尿障害など前立腺の肥大症状が表れたりします。これらを総称して男性の更年期症状と呼びます（図表1）。

HRTで効果を期待

これらの更年期症状を改善する方法としてホルモン補充療法（HRT）が非常に有効です（図表2）。HRTは更年期症状だけでなくさまざまな症状に効果があり、老人性

- 更年期症状の改善
- 膣萎縮の改善
- 頻尿・尿失禁の予防
- 骨粗鬆症の予防
- 皮膚・乳房萎縮の予防・改善
- 動脈硬化防止（LDL, cholesterolの低下）
- 冠動脈疾患の予防（early harm, late benefit）
- アルツハイマー、認知症の予防
- 白内障の予防
- 大腸がん発生の予防

図表2　HRTの効用

膣炎、委縮性膣炎と呼ばれる膣の壁が薄くなる症状なども改善します。また、頻尿や尿失禁、骨粗しょう症、皮膚や乳房の委縮の予防や改善に役立つなどの効果も期待できます。

例えば、骨粗しょう症の予防については、女性の閉経後に起こりやすいのですが、卵胞ホルモンであるエストロジェンを補うことによって、ある程度、骨量を若いころの状態に保つことができます。それからアルツハイマー型の認知症や動脈硬化症などの予防に対しても、HRTは大変有効です。

男性の場合はテストステロン補充療法を行います。2、3週間ごとに筋肉注射をし、それを1年間続けて評価します。治療を中止すると、テストステロンの値は低下しますが、更年期症状が再発するのはまれです。前立腺がんの発生もほとんどないと言われています。また、勃起が十分にできない人に対しては、ホスフォジエステラーゼ阻害薬、いわゆる「バイアグラ」を用います。これは、性行為に対して自信のなくなった男性を勇気づけるとともに、ペニスの海綿体にある血管を若返らせる作用もあります。悩んでいる人は泌尿器科へ行けば処方してもらえますが、できれば奥さんと一緒に病院に行かれて、2人で薬の治療に対して十分理解をした上で服用することが必要ではないかと思います。

●大切なのは健康習慣

ある年齢に達すると性交することだけがすべてではありません。性は個人によって違い、さまざま考え方もあります。「性」という字は、心で生きると書きます。静かな性、心の交わりもあるわけで、それぞれがよく考えて治療を行うことが必要ではないかと思います。

サクセスフル・エイジングのこつは、社会から孤立せずに、常に関わり合いを持っていくことです(図表3)。健康長寿や若さの秘けつは、適正な睡眠時間、禁煙、適正体

- 孤立せずに、社会との関わりを保った高齢者のこと
- 女性は男性よりも幸福な高齢者
  家庭内で孫の世話ができるという家庭内での立派な役割があるからで、役割の無い男性は哀れなものである。これをGrandmother bonusと呼んでいる（カリフォルニア大学Fitzgerald博士）

図表3　サクセスフル・エイジング（successful aging）の秘けつ

重を維持する、過度の飲食や飲酒をしない、定期的に運動する、朝食を毎日食べる、間食をしない。こういった七つの健康習慣であるとカルフォルニア大学のブレスロー博士が提唱しました。これは大規模な調査が実施され立証されています。ＨＲＴは、これらをさらに助け、高めてくれるものだという意識が大切です。健康への不安を取り除き、健やかな生活を送りましょう。

心とからだの健康〜西野流呼吸法

良い呼吸で健康な体を

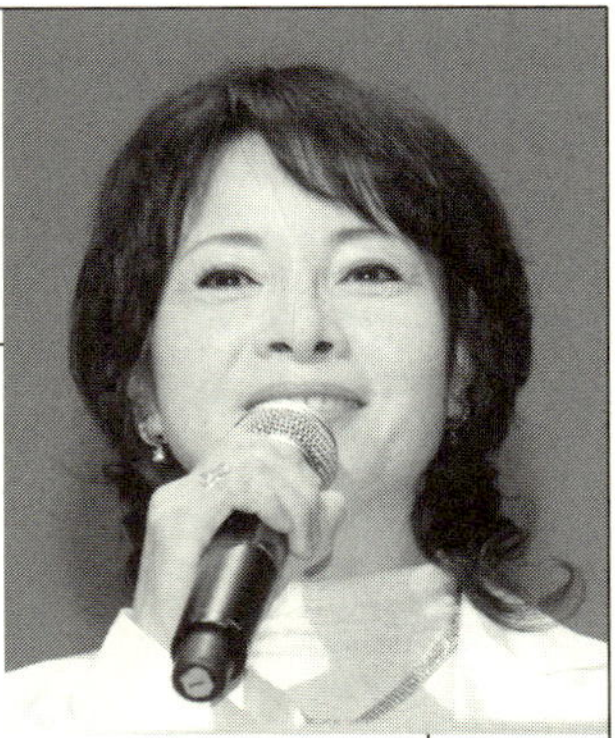

女優

由美 かおる

【ゆみ　かおる】

京都市出身。1962年に西野バレエ団入団、66年に「11PM」にプリマとして出演し話題に。石原裕次郎の相手役など数々の映画でヒロインを演じる。海外の音楽祭や国内の映画祭で数々の賞を受ける。現在はSBSテレビ「水戸黄門」にレギュラー出演中。西野流呼吸法の講演でも活躍。

●足芯呼吸法を実践

私は「西野流呼吸法」という健康法を実践しています。ふだん何気なく行っている呼吸を、ちょっと意識を変えて行うだけで体が内側からよみがえり、元気になる。そんな呼吸法です。私たちは疲れている時とか、ストレスがたまっている時には呼吸が浅くなってしまいます。それでは体が緊張して硬くなり、血液の循環も悪くなってしまいます。体にいいものを食べても、それを生命のエネルギーに変えるためにはいい呼吸、いい呼吸運動は欠かせません。西野流呼吸法は足の裏から意識で息を吸い上げる「足芯《そくしん》呼吸」

が基本になっていますが、それがうまくいきますと血液の流れもよくなり、人間の体をつくっている60兆個の細胞を活性化し、若々しい身体を維持することができます。この呼吸法はとても簡単で、何歳から始めても楽しく実践できます。

●自ら健康を管理

私は西野皓三先生からこの呼吸法を教えていただき25年になります。食べても太らないし、体型も全く変わらなくなりました。ストレスがどこかに飛んでいってしまって、毎日が何て楽しいのだろうと実感しています。堂々と自分の意見を言うこともできるようになりました。「水戸黄門」の撮影は1週間の内5日、とてもハードなスケジュールですが、とても元気で、何事に対しても前向きです。健全な体には健全な心が宿るといいますが、体の中から生き生きと元気があれば、自分で自分の人生を切り開いていくこともできます。自分の健康を自分でつくり上げていく。これが大切だと思います。

●冷え性などにも効果

西野流呼吸法には準備運動の「華輪」（34～38ページを参照）や最も基本の「天遊」「円天」などがあります。

「天遊」では、まず自分の体が樹木、大きな木だと思ってください。その木には緑の葉がいっぱい繁っています。大木の根から水と養分を吸い上げていくイメージを描いてください。新鮮な酸素を含んだ空気を足の裏、足芯から吸い上げていきます。吸うときは鼻からです。意識は両足の裏から膝、太もも、そして丹田《たんでん》までゆっくり吸い上げます。臍下丹田といわれていますが、これは宇宙で言いますと太陽のような場所です。丹田は下腹部あたりです。決して無理はしないでください。途中で息継ぎをしても構いません。そして肛門を少し意識しながら背骨、首を通って頭のてっぺん、百会《ひゃくえ》までぐーんと吸い上げていくんです。百会までいったら軽く息を止めて、顔の前面を通って丹田までおろします（少し難しいかもしれませんが、吸い上げた息を軽く止めたまま意識でおろします）。口から細く長く両足の裏のほうに向かって吐いていく。これが足芯呼吸です。

足芯呼吸がうまくできますと、頭すっきり、目はぱっちり、おなかすっきりというふうに、血液の循環がよくなって、熱くなってくるのが実感できるようになります。生命エネルギーをこの呼吸法で高めることによって、自分の体をよみがえらせることができるというわけです。呼吸法の稽古で、冷え性の方、また不眠症の方、ストレスの緩和など、いろいろな効果があったという報告が東京や大阪の道場に寄せられています。

●いつも挑戦の心で

西野先生は80歳を過ぎておられますが、とにかくスリムで、髪もふさふさ、よく食べられます。お酒も飲まれます。若者と同じように元気で生き生きとされています。私も先生のように美しく年を重ねることができればいいなと思っております。病気の時はお医者さまに診ていただくことが大切ですが、自分の体を自分で守ること。つまり、日ごろからの健康維持が重要です。この呼吸法を覚えていただき、実践してみてください。

私はいつも、いろいろなことにチャレンジできる体を持っていたいと思います。健康であれば何でもできます。感謝の気持ちも忘れないでください。いつまでも優しさを持ち、いきいきとして、パワーのある人間でいられたら最高だなって思っています。

西野流呼吸法

華《か》輪《りん》

美しい花の輪に囲まれているような、優雅な気持ちで行ってください。体の軸をまっすぐにして立ち、火消しのまといが回るように、丹田（下腹部）から体をねじります。中段、上段、下段という３つの動きがあり、呼吸は自然呼吸です。

1

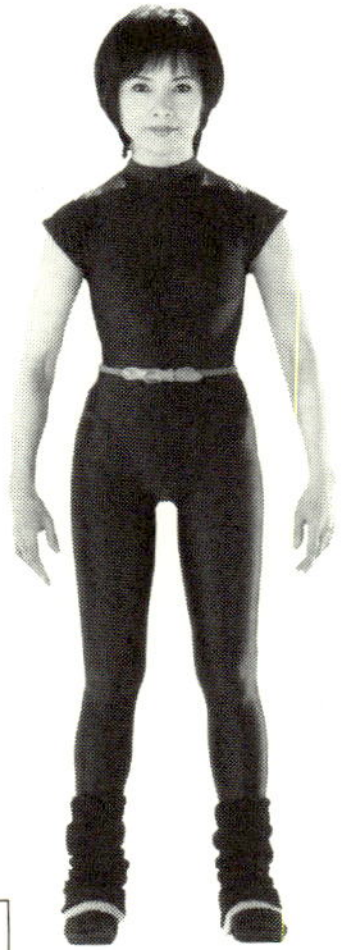

まずは中段からスタート。足を肩幅に開いて膝を緩め、全身をリラックスさせて立つ

2

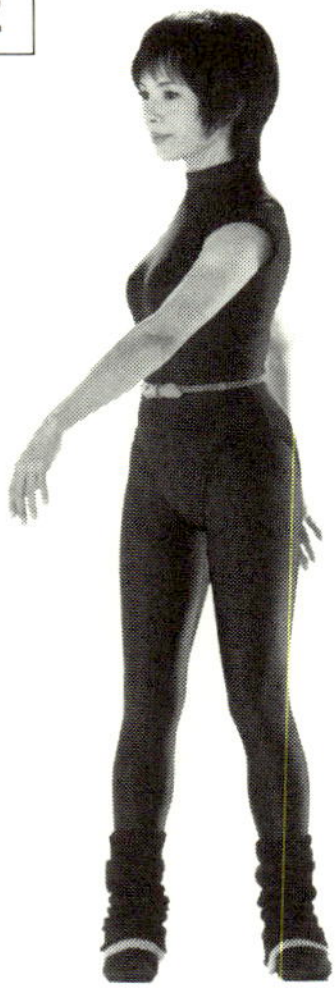

丹田から動き出すように体を右側にねじる

3

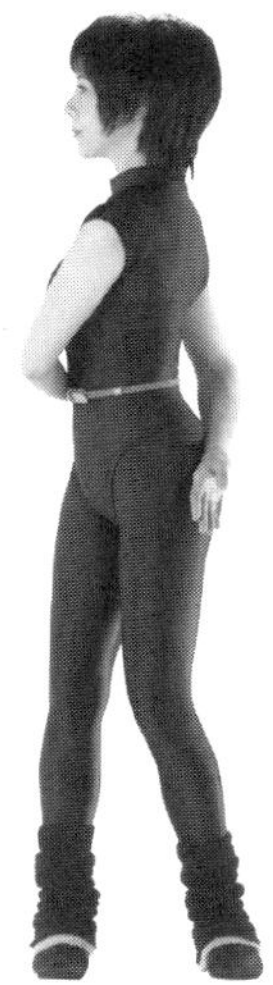

両腕は火消しのまといのように、自然に体にまといつかせる

4

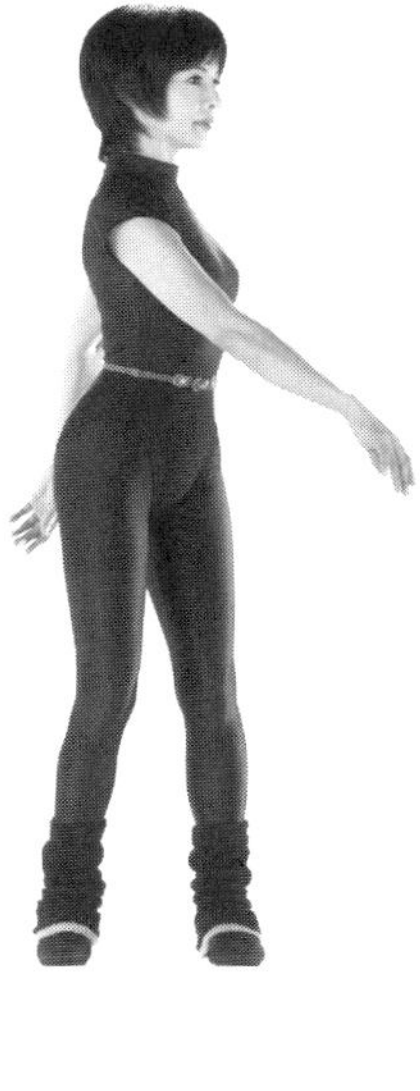

反対側も同様に、丹田から左側にねじる

5

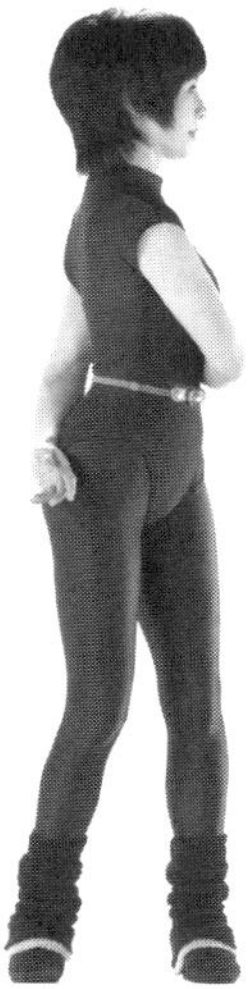

体の軸、頭の高さを変えないよう気を付けながら、ゆったりねじる。左右で1セットを30回ほど繰り返す

6

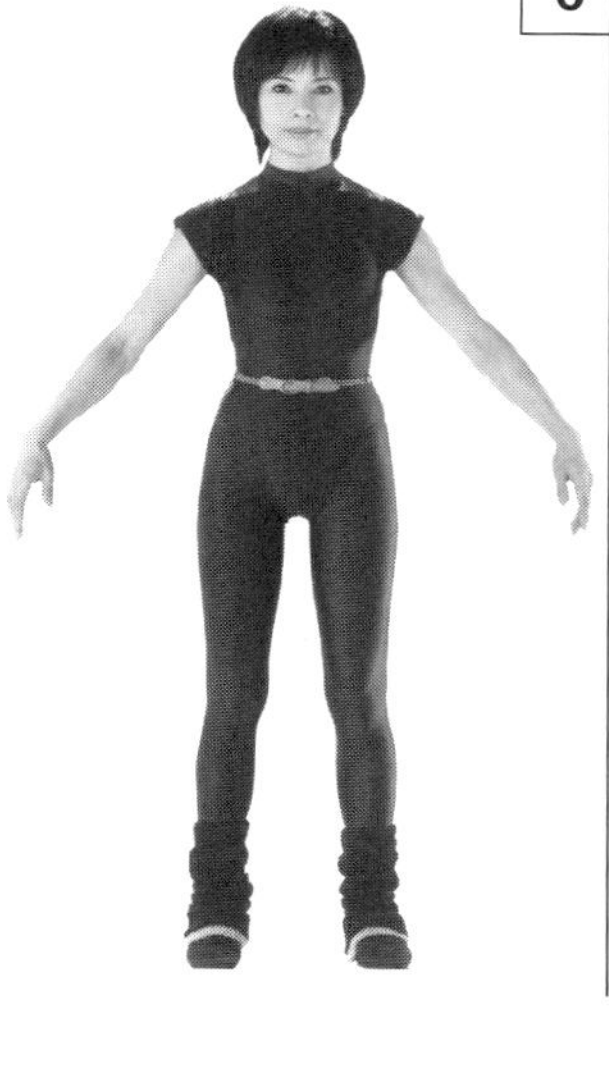

続いて上段を行う

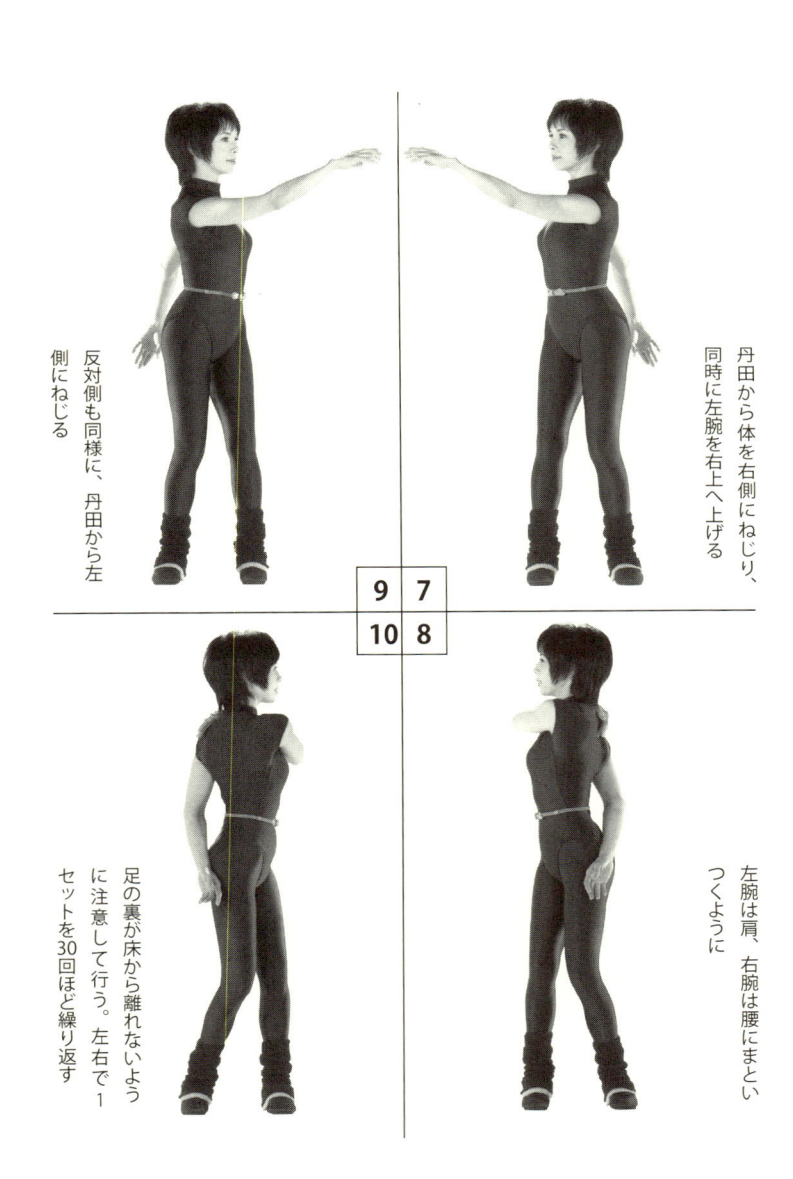

7

丹田から体を右側にねじり、同時に左腕を右上へ上げる

8

左腕は肩、右腕は腰にまといつくように

9

反対側も同様に、丹田から左側にねじる

10

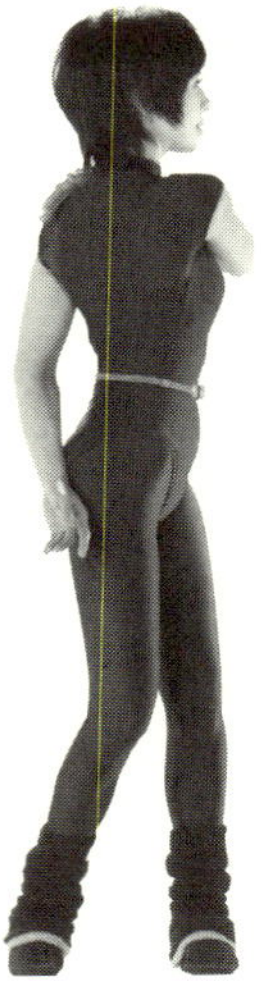

足の裏が床から離れないように注意して行う。左右で1セットを30回ほど繰り返す

11

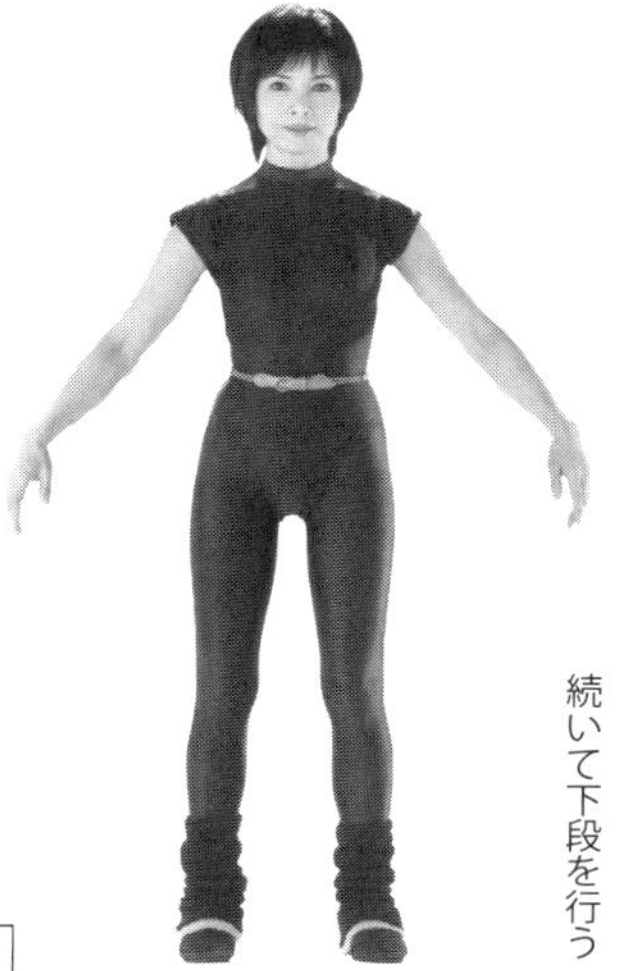

続いて下段を行う

12

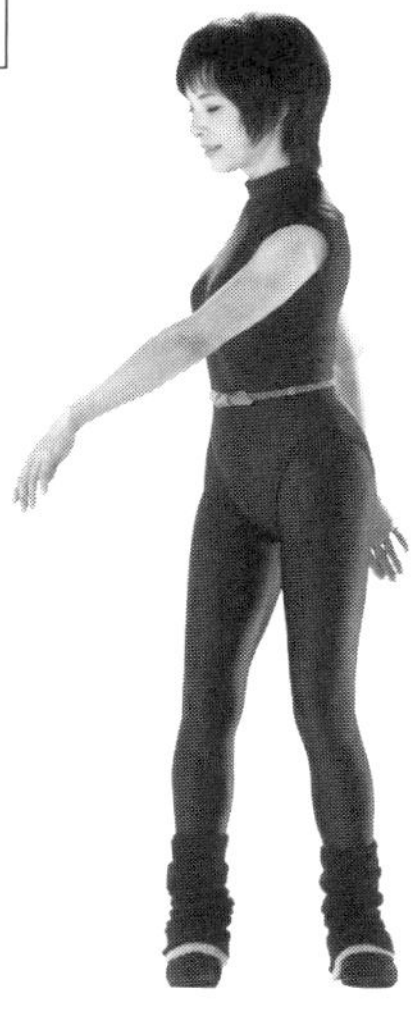

全身の力を抜き、丹田から右に体をねじる

13

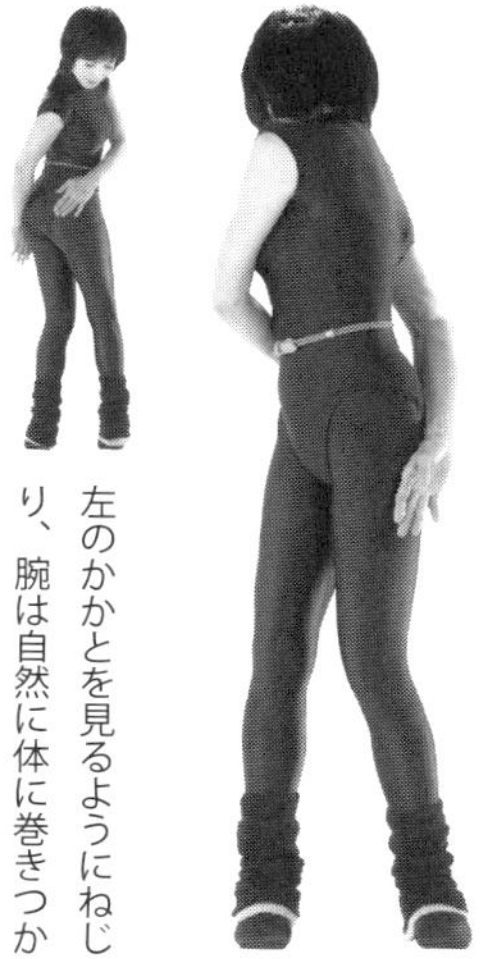

左のかかとを見るようにねじり、腕は自然に体に巻きつかせる

14

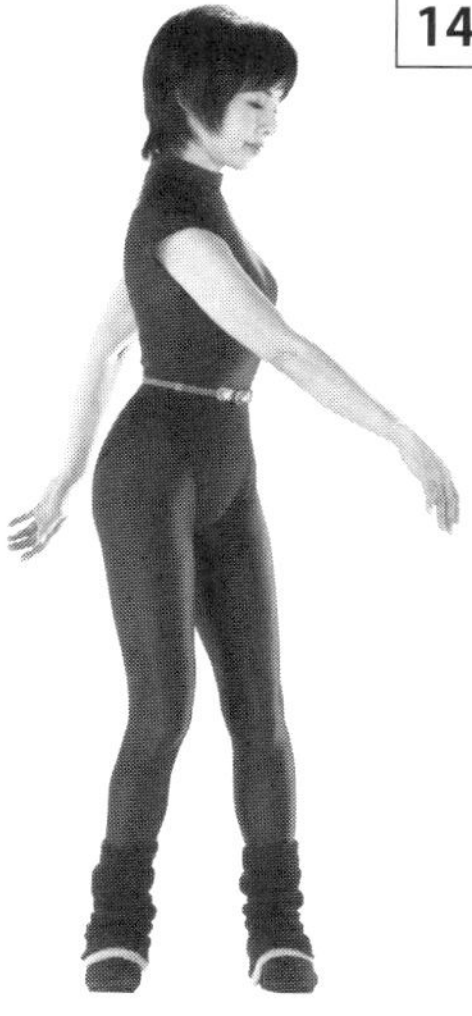

反対側も同様に、丹田から左側にねじる

15

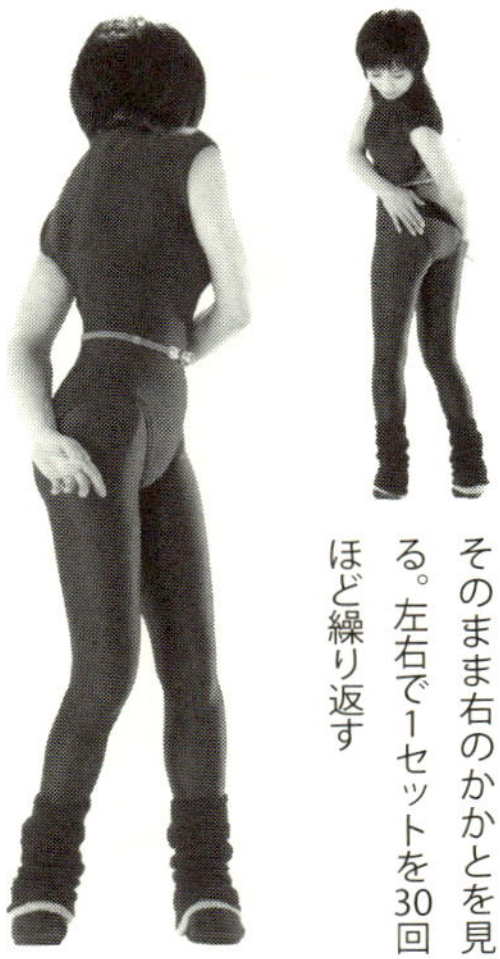

そのまま右のかかとを見る。左右で1セットを30回ほど繰り返す

16

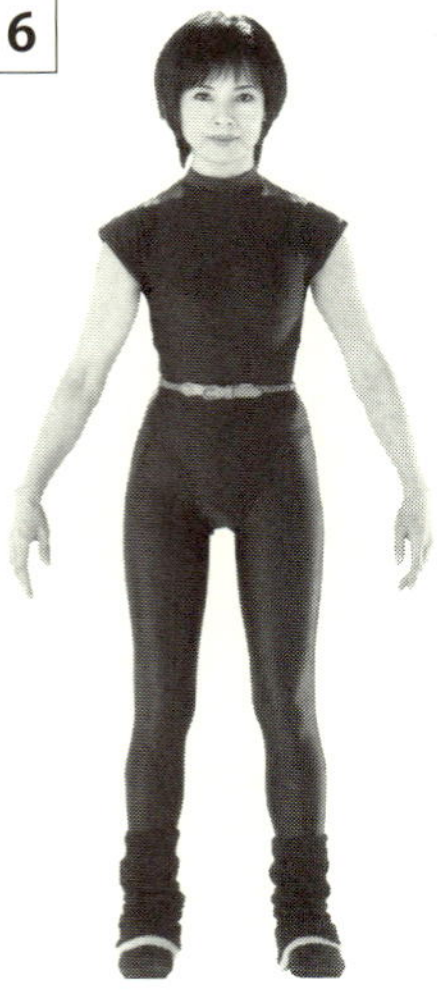

1~5を数回繰り返し、徐々に動きを止めて最初の1に戻る

帯状疱疹の上手な治し方

病気の正しい情報を

浜松医科大学皮膚科学講座准教授

橋爪 秀夫

【はしづめ　ひでお】

1986年浜松医科大学医学部医学科を卒業し、同大学附属病院皮膚科医員となる。93年国立東静病院皮膚科医長、95年沼津市立病院皮膚科医長などを経て2007年から現在に至る。日本皮膚科学会代議員、日本研究皮膚科学会評議員、日本皮膚アレルギー・接触皮膚炎学会評議員なども務める。

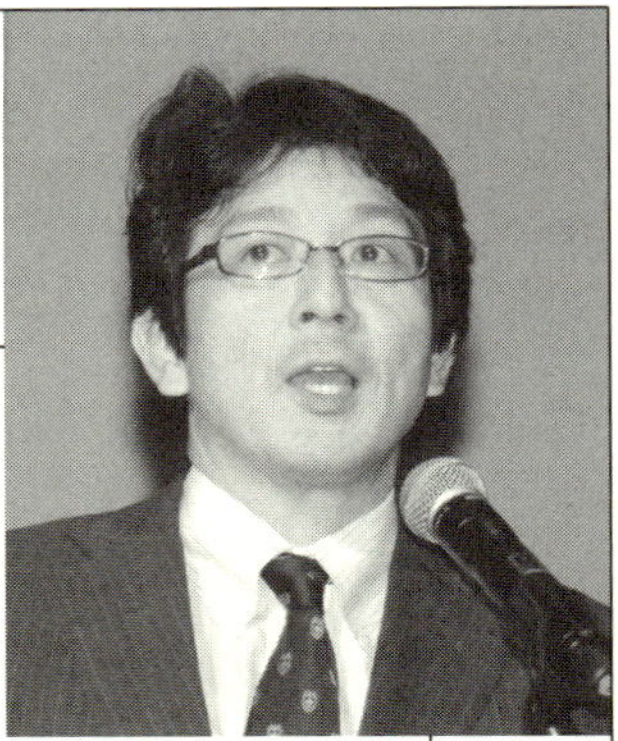

免疫力低下で感染

帯状疱疹《たいじょうほうしん》とは水痘《すいとう》と同じヘルペスウイルス（VZV）による感染症です。知覚神経の分布領域に帯状の発疹と痛みを伴うのが特徴ですが（写真1）、それ以外にも合併症や後遺症の可能性もある病気です。

帯状疱疹の発症は、水痘の経験者に限られます。VZVは強い感染力を持っており、水痘が治ったあとにも神経の根っこの細胞に潜伏し続けます。感染しやすいのは、お年寄りや免疫力が落ちている人、糖尿病や膠原《こうげん》病で放射線の治療を受けていて免疫が落ちた人、あとエイズ患者に目立

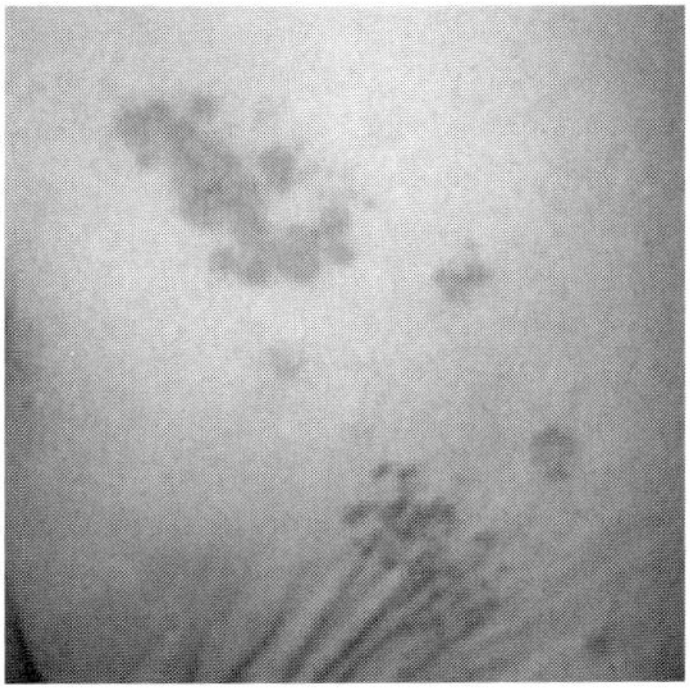

写真１　おしりにできた帯状疱疹。水ぶくれが帯状にならんでいる

ちます。エイズ患者の3割が帯状疱疹になり、しかも重症になるといわれています。免疫力が落ちたことで潜伏したウイルスが増殖して、神経の方向に水痘にそっくりな水ぶくれができます。7人にひとりの割合で発症するといわれています。

　臨床を見ると比較的発症しやすい時期があり、決算期、連休の後、お盆、12月の忙しい時期や季節の変わり目も多発します。また、水痘がはやっていない時期や水痘患者にめったに会わない人は、ウイルスに対する抵抗力が落ちて、発症しやすくなります。加えて浜松医科大学の調査では、発症する年齢にもピークがあり、30歳ぐらいと60歳、70歳ぐらいが比較的発症しやすいというデータがあります。

●気付いたら皮膚科へ

帯状疱疹は厄介な病気で、典型的な発疹が出てくれば、診断しやすいのですが、最初

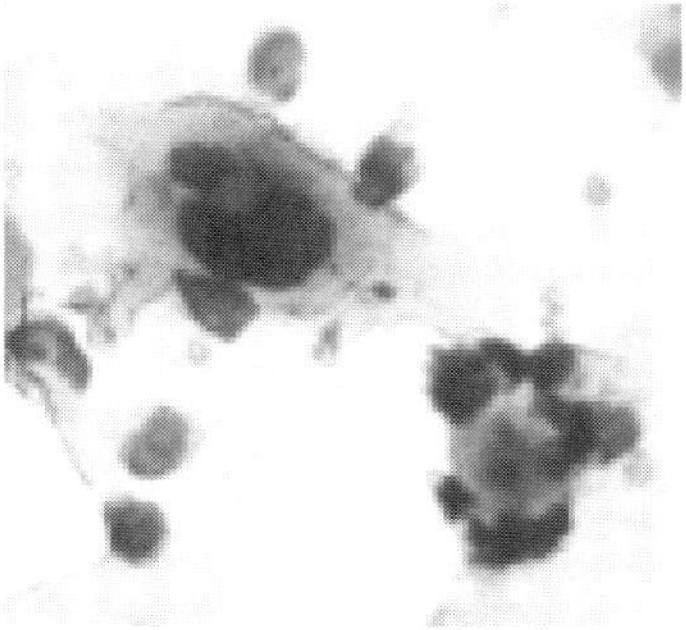

写真2　ツァンク試験。水ぶくれの中にある細胞を染色して顕微鏡で見ると、巨大な細胞が見える

は分かりづらいケースが多いのが現状です。発疹が少なかったり、ほとんど出てこない人もいたりします。残念ながら発疹が出ていない時点で診断するのは不可能に近く、逆に少しでも発疹があれば、その細胞を染色するツァンク試験という検査（写真2）を行うと比較的迅速に帯状疱疹の診断ができるので、皮膚科の医師に相談することをお勧めします。

治療はなるべく痛みを抑え、治癒までの期間を短縮したいものです。さらに合併症と後遺症を予防したい。ですからアシクロビルなどの抗ウイルス薬や鎮痛薬が治療の主体となります。一般的に抗ウイルス剤の投与は発疹から3日以内が理想で、治療がスムーズに、きれいに帯状疱疹を治すことができます。また、合併症や後遺症の頻度がぐっと減ります。ですから早い段階での治療が帯状疱疹の上手な治し方の基本原則です。

痛み止めの使用は、治りが悪くなりそうだとちゅうちょして使いたがらない患者もいますが、帯状疱疹に限って言えばそれほど変化はありません。痛み止めには、痛くて夜眠れず、かえって疲れてしまった場合などの体調管理の意味合いもありますので、私は使用をお勧めします。

●合併症や後遺症多発

帯状疱疹の合併症は、治療期間が長い人や年齢が高くなるにつれ、起こる可能性が高いというデータがあります。主な合併症の一つは神経症状です。急に痛みだしてしばらくすると痛みが止まるというような症状を示す神経痛が残ることがあります。そのほかに異常知覚、触覚の障害などもあります。これはウイルスが細胞内で暴れ過ぎて、炎症後の瘢痕《はんこん》や神経の障害などが出てきた結果の痛みだと考えられます。ですから、普通の痛み止めではあまり効果が得られません。

治療には、局所的な疼痛《とうつう》の緩和として麻酔薬が入っている軟膏やカプサイシンというトウガラシの成分が入っている軟膏が効くという人もいます。またこの痛みは精神的な影響も非常に強いので、人と話したり何か作業をしたり、自分の大好きなことをしているときには痛みがあまり出ないという特徴もあります。抗うつ剤とか、抗ケイレン剤などを使うと痛みがおさまる人もいます。痛みについてあまり考えないことも重要なことです。

顔面に帯状疱疹を発病すると結膜炎だけでなく、緑内障、ヘルペス性の角膜炎をおこして、目に後遺症を残すことがあります。これは鼻の皮膚に分布する三叉《さんさ》神経の一部が、目にもつながっているためで、鼻の先に皮疹が出ると、必ず眼科のお医者さんにもみてもらわなければいけません。

●悩まず周りに相談

現在の研究では水痘のワクチンを打つ人は打たない人に比べて帯状疱疹後の神経痛の発症率が少ないという結果が出ています。合併症や後遺症の発生も抑えられると考えられています。しかし、まだ日本では標準的な予防方法として認められていないので、保険はききません。帯状疱疹にならない工夫はできるだけ免疫力を高めることですが、なかなか意識してできることではありません。むしろ発症しても早期発見、早期治療が大事です。

ＶＺＶは生命力が強く、撲滅するのは不可能だと考えられています。まずは帯状疱疹の正しい情報を知ることが大事です。病名は良く知られているのですが、この病気について詳しい人は少ないと思います。この病気にかからないためには、ストレスを溜めないようにして、たくさん食べてゆっくり休むことが大事です。そして、心配なことがあったら、一人で悩まずに周りの人や、皮膚科の先生に相談してみましょう。

国立精神・神経センター名誉総長
金澤 一郎
【かなざわ　いちろう】

1967年東京大学医学部卒。神経内科医。英国ケンブリッジ大学に留学後、筑波大学神経内科講師、助教授、教授。91年から東京大学教授、この間東大病院長、日本内科学会理事長を兼任。国立精神・神経センター総長を経て2007年から同センター名誉総長。現在日本学術会議会長、宮内庁皇室医務主管など。

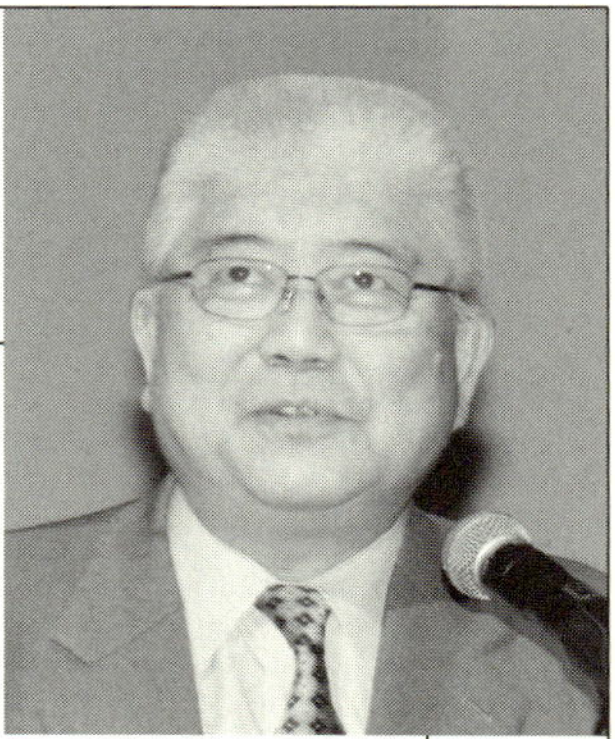

パーキンソン病なんかに負けるな！
挑戦する姿勢貫いて

4つの症状が特徴

パーキンソン病は日本では10万人当たり１００人、つまり１，０００人に１人の割合で発症している非常に多い病気です。子どものかかる病気ではなく、発病年齢は50から60歳代以降が多く、高齢になるほど罹患《りかん》頻度が高くなっています。脳の病気としては脳卒中、アルツハイマー病に次いで多い病気で、高齢者では10万人当たり８００人近くに上っています。男女差はほとんどなく、通常では遺伝性は認められません。

症状は非常にはっきりしていて、主に四つの症状が現れます。一つは振戦《しんせん》、いわゆる振えです。そして筋肉が固くなってしまう筋固縮。それから動きがにぶくなり、少なく、遅くなってしまう無動、姿勢反射障害の四つが症状として挙げられます。姿勢反射障害は前かがみになってしまったり、トトトッと前に行ってしまったりする状態で、横からみると猫背で、ひざやひじが曲がっているのが特徴です。振戦はじっとしている時に手などに振えがでてしまう症状で、パーキンソン病以外ではほとんど見ることはありません。このほか、便秘、頻尿などの自律神経症状、物忘れ、うつ病などの高次脳機能障害、精神機能障害や睡眠障害が現れるケースがあります。

黒質の神経細胞が減少

どうしてパーキンソン病は起こるのでしょう。私たちの脳内には運動や思考をつかさどるさまざまな神経系の細胞が集まっています。脳幹の中脳に黒質という神経核がありますが、パーキンソン病はこの黒質にあるメラニン色素をもった神経細胞群が脱落して、減少していくために起こる病気です。この神経細胞は線条体という線維を伸ばしていて、情報伝達物質のドーパミンが働いて、運動を円滑に行うために脳からの指令を筋肉に伝えています。ドーパミンの低下によって、この指令がうまく伝わらなくなるのが病態です。

黒質の神経細胞は正常であっても加齢とともに少なくなっていきます。青斑核という神経核も同様です。しかし、パーキンソン病ではその減り方が加齢の場合と比べて極めて顕著で、神経細胞が減少する場所にも特徴があります。パーキンソン病は単なる老化現象でないことが分かります。病気の原因はまだ分かっていないのが現状ですが、最も有力な仮説はカテコールアミンの一種のドーパミンそのものが細胞を壊してしまう「キノン体」になって悪さをするのではないか、という説です。

●医師との信頼が大切

診断は特徴的な四つの症状をみれば簡単だと思われがちですが、必ずしも容易ではありません。鑑別するべき病気も多く、決め手になる検査もまだ確立されていません。パーキンソン病は徐々に起こる病気で急に起こる病気ではないので、1週間前まで元気で、急に特徴的な症状がでた場合は別の病気を疑ってみる必要があります。特に、40歳以下の発病は別の病気が潜んでいる可能性もあり、注意しなければなりません。姿勢反射障害や歩行障害が目立つ場合も他の病気の疑いがあるので、大切なことは早く専門の医師に診てもらうことです。

治療にあたって大事なことは、医師を信頼してほしいということです。受け持ちの医師を信用することです。パーキンソン病は数ある病気の中でプラセボ効果が非常にはっきりでる病気の一つです。「この薬はいいですよ」と信頼できる医師に勧められると、効果がはっきりでる。そうした特徴をもっています。まずは主治医との信頼関係を築いてください。

今、多種類の薬ができています。不足しているドーパミンを補うためにその前駆体であるレボドパの経口補充療法やドーパミン受容体を直接刺激する作動薬、抗コリン剤などいろんな薬があります。それらを組み合わせて最善の治療を行っています。また、脳内の特定部位を狙って電気刺激をする外科的治療法も開発されています。将来的には今、話題になっているｉＰＳ細胞（人工多能性幹細胞）を使った細胞治療も夢ではないかもしれません。

多くの薬と同様にこれらの薬には副作用がありますから、事前に知っておくことも必要です。吐き気や食欲不振が起きたり、長期の服用によって効果が弱くなったり、逆に強すぎて不随意運動や筋肉が固くなって姿勢異常を伴うこともみられます。ジスキネジア、ジストニアと言いますが、治療に抵抗するすくみ足現象も副作用の一つです。

●日常生活に工夫を

パーキンソン病では日常生活の工夫と注意が極めて大事です。例えば、歩きにくい方はマークを付けて歩行訓練をするとか、つかまる所を設置して転倒予防をする。動作が遅いので家族がついつい手伝ってしまいがちですが、本人に努力してやっていただく。プールの中を歩く、柔軟体操をするなどできるだけ運動を心がけて欲しいと思います。私の患者さんにも同じ人かなと思うほど症状が改善された方がいます。すくみ足現象が激しかったのですが、社交ダンスを始めたら見違えるほど好転しました。悲観的にならずに何事にも積極的にチャレンジしていく姿勢で、パーキンソン病に立ち向かっていただきたい、と思います。

浜松医科大学附属病院腫瘍センター教授
大西 一功
【おおにし　かずのり】

1975年名古屋大学医学部を卒業し、同大学付属病院第一内科医員となる。2001年浜松医科大学内科学第三講座助教授、05年同大学化学療法部教授を経て、2006年から現在に至る。厚生労働省補助金、がん臨床研究・白血病研究班班長、日本成人白血病治療共同研究グループ（JALSG）副代表。

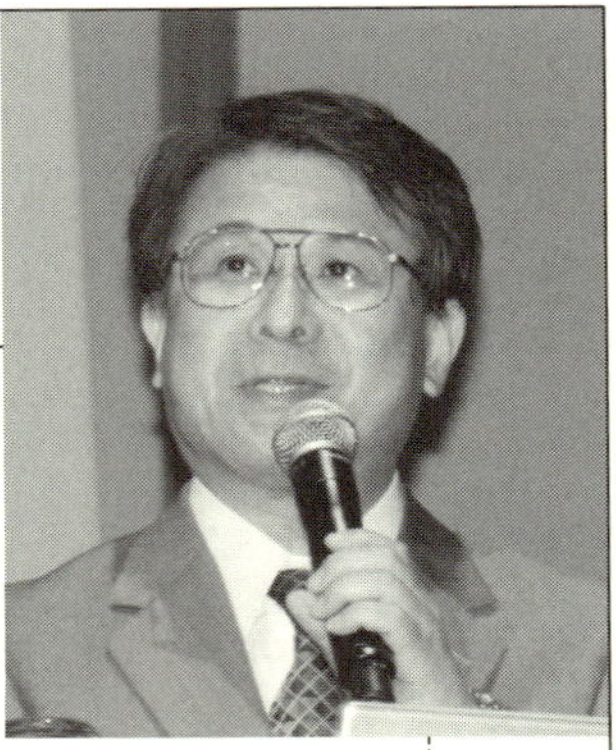

第4回

上手ながん検診の受け方

早期発見、治療でがん予防

目的は死亡率減少

日本の死因の第1位はがんです。男性で多いのは、肺がん、胃がん、肝臓がん、大腸がん、すい臓がんの順です。女性は乳がんが多いのですが、死亡率の高さでは大腸がん、胃がん、肺がん、肝臓がん、乳がんとなります。高齢になると発症率が増えます。40代から増え始め、60歳を超えると顕著になります。しかも、女性に比べ、男性の増加率が高くなっています。

がん検診の目的は、がんの早期発見によって死亡率を減少させることです。つまり、がんを見つけて治療をし、患者さんを完全な健康生活に戻すということです。検診は、自治体が行うがん検診と自ら受ける人間ドックの2種類。検診のメリットは早期に発見できることから、手術も簡単にでき、入院期間も短くなることです。一方、デメリットはがん検診でがんが100％見つかるわけではないということです。

●症状に合わせ検査

現在、胃のレントゲン写真、子宮頸《けい》がんの細胞診、乳がんのマンモグラフィーと視触診、肺がんのX線と喀痰《かくたん》検査、大腸の便潜血検査の5つのがん検診で死亡減少効果があることが判明しています（図表1）。まず、胃がん検診は男女ともに40歳以上は年に1回の検診を勧めています。レントゲン検査、内視鏡検査、ペプシノゲン検査とヘリコバクターピロリの抗体検査があります。死亡率減少効果があったのは、胃のレントゲン写真です。早期胃がん治療は、開腹手術が一般的でした。最近は内視鏡でも治療できるようになり、ワイヤーをかけて患部の根元から切る方法と、がんの下に液体を入れて浮かせはぎ取る内視鏡的粘膜下層剥離《はくり》術があります。これは侵襲の少ないよい方法ですが、熟練した技術が必要です。

部位	検査法	死亡率減少効果
胃	胃Ｘ線検査	あり
	血清ペプシノゲン検査	評価保留
	ヘリコバクター・ピロリ抗体測定	あり
子宮頚部	頚部擦過細胞診	あり
	ヒトパピローマウイルス感染検査	保留
子宮体部	体部細胞診	保留
	超音波断層法（経膣法）	保留
卵巣	超音波断層法単独	保留
	腫瘍マーカー＋超音波断層法	保留
乳房	視触診単独	全年齢　なし
	視触診＋マンモグラフィ	50歳以上　十分あり 40歳台　あり
	視触診＋超音波検査	保留
肺	胸部Ｘ線＋喀痰細胞診（日本）	あり
	胸部Ｘ線＋喀痰細胞診（欧米）	なし
	らせんＣＴ＋喀痰細胞診	保留
大腸	便潜血検査	十分あり
肝	超音波検査	保留
	肝炎ウイルスキャリア検査	あり
前立腺	前立腺特異抗原（ＰＳＡ）	保留
	直腸診	なし

図表１　がん検診の評価について

大腸がんは男女ともに40歳以上は年に1回の検診を勧めています。一番多いのが直腸がん、S状結腸がん、下行結腸がんの順です。検査方法は便潜血検査と全大腸内視鏡検査。便潜血検査は便の一部を採って、血液が含まれているかを調べます。化学法と免疫法の2種類がありますが、今は免疫法がほとんどです。感度、特異性ともに優れています。陽性に出る確率は7%、精密検査では内視鏡検査、あるいはバリウム検査を行います。早期では内視鏡手術も可能です。

現在、浜松医大は便からRNAという遺伝子を調べる新しい治療法を開発中です。

肺がんは、日本人の男性の死亡原因の第1位です。男女ともに40歳以上は年に1回肺がん検診を勧めています。肺がんには小細胞がん、腺がん、扁平上皮がん、大細胞がんがあります。肺がんも早期であれば、治療で8割の方が生存されます。検診方法は胸部レントゲン写真と喀痰細胞診を行います。喫煙者にはレントゲン写真と細胞診の両方を行うことが望ましく、死亡率の減少効果があります。陽性の場合は、気管支鏡を喉から入れ、組織を取って調べます。

女性20代から検診

女性特有のがんは、乳がんと子宮がんがあり、特に若い方にも多くなっています。子宮がんは子宮頸がんと子宮体がんの2種類で、子宮頸がんは20代から始まって30代、40代がピークになります。ですから20歳以上の女性は2年に1回検診を受けてください。検査法は細胞診です。感度は50~80%で、そのうち陽性が約1%です。精密検査は、子宮頸部を直接観察すると同時に組織を取るコルポスコピーという方法があります。子宮頸がんと診断された場合は、円すい切除術を行います。子宮も温存されますし、妊娠、出産も可能です。一方子宮体がんは、閉経後の女性に多く、検診での死亡率減少は困難ですが、大半の症状は閉経後の不正出血ですので、すぐに病院で調べてもらう必要があります。

乳がんは40歳以上の女性では2年に1回の検診をお勧めします。早期発見の手術による生存率は8割以上です。日本では乳がんの発生率増加と同時に死亡率も上がっています。海外の発生率は若干増えていますが、早期発見によって死亡率は減少しています。

乳がん検診は、マンモグラフィーと視触診。この二つを組み合わせると有効な検査となり、感度は80～90％です。検診によって死亡率が17～30％減少したという実績もあります。受診者のうち約8％が精密検査の必要があり、2～4％の方にがんが見つかります。精密検査では、マンモグラフィー、超音波検査、MRI（磁気共鳴診断装置）、CT（コンピュータ断層撮影）検査、細胞診が行われます。

●生活習慣改善が大切

PET検査はポジトロンを出す放射性同位元素を注射し、ブドウ糖の吸収作用を利用して、その働きを見ます。X線CT検査は身体の断層写真を見る方法です。今はPET—CTで一度に検査できます。PET検査が有効なのは咽頭がん、舌がんなどの頭頚部のがん、リンパ腫です。

がんにならないための一次予防はたばこをやめること。二次予防が検診。三次予防は手術で治すことです。がんになりやすい要因のうち、喫煙が全体の30%、食事、肥満も30%、運動不足が5%、飲酒が3%です。生活習慣を改めることががんを予防する上で非常に重要です。生活習慣をよくし、根拠のあるがん検診を定期的に受けましょう。

落語家・医師

立川 らく朝

【たてかわ　らくちょう】

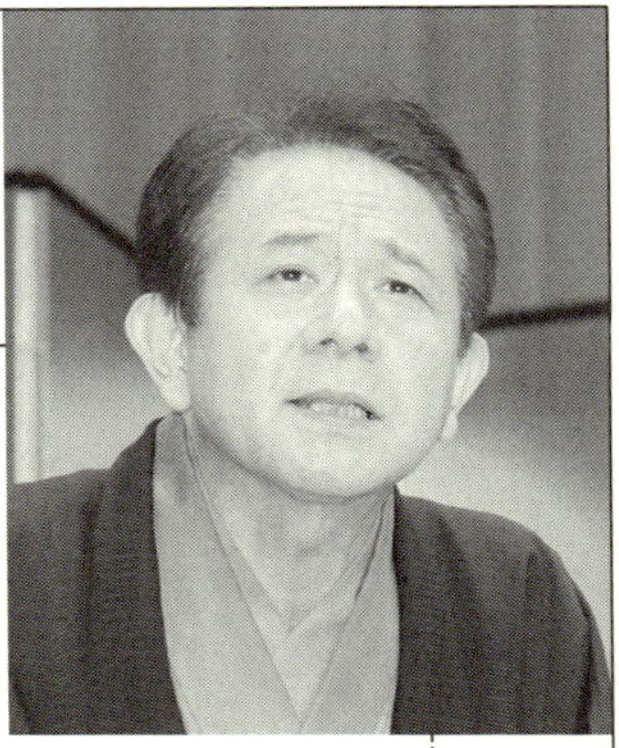

1954年長野県生まれ。79年に杏林大学医学部卒業と同時に慶応義塾大学医学部内科学教室に入局、主に生活習慣病の臨床と研究に従事。専門は高脂血症。慶応健康センター医長を経て、92年メデカルサポート研究所を設立、2002年「表参道福澤クリニック」を開設し院長として内科診療に当たる。2000年立川志らく門下に入門。04年に立川流家元立川談志に認められ二つ目昇進。「ヘルシートーク」「健康落語」は人気。

一笑健康

笑って人生健やかに

●体にいいものは何

医者をやりながら落語家もやっていますから、医者でなければできないことがないかと始めたのが「ヘルシートーク」です。これは早い話「健康セミナー」。実は、健康セミナーは役には立ちますが、あまり面白くはありません。そもそも人間は不健康なほど楽しい、と思うようにできていますから（笑い）。とにかくつまらない話を楽しくできないか、と「ヘルシートーク」を始めたらお陰さまで大好評。あちこちで一番聞かれるのが「体にいいものは何ですか」です。何だと思いますか。それは「笑い」。笑いなんですよ。

ドリンクでもサプリでもありません。ましてやお金ではない。お金では健康は買えません。豪華なレストランで高い料理を並べても食欲がなければ手もでない。高価なアクセサリーも、お出掛けするから価値があるんで、家で着け、パジャマで寝ているだけじゃしょうがない。元気、健康が一番です。

がん壊すキラー細胞

今、日本の死亡原因の1位は「がん」で3人に1人は「がん」になってしまいます。そういうことはあなたの両脇に座っている人が「がん」でなければ、あなたが「がん」ということ。笑っている場合じゃないですよ。人間はそもそも「がん」になるようにできているんです。笑っている「がん」のもとになるがん細胞は、毎日毎日、勝手に生まれているんです。生まれる数は1日に2，000個以上、多い人は何千個も。でも、人間はありがたいことに、そう簡単に死なないようにできている。できるがん細胞を片っ端から壊して歩く細胞がある。体の中をパトロールしている頑張り屋で英語で言うとナチュラルキラー細胞、いわゆる「殺し屋」が頑張っている。だから大丈夫というわけです。

このキラー細胞が元気をなくしたら困ることになりますね。「がん」になってしまう危険性が高まります。キラー細胞が弱くなる主な原因はストレスですが、ストレスは生きている限りあるものですから、これも仕方がない。ですから、少々のストレスがあっても、それに負けないでキラー細胞を元気に保つことが大切です。元気のもとは「笑い」。笑うことによってキラー細胞が元気になり、活性が高まってくる。ある病院で入院患者に落語を聞いてもらったら、落語で笑った後にキラー細胞の活性が明らかに高まった。医学的に「笑い」の効果は証明されているんです。

●血圧下げる効果も

笑うことによる効果は「がん」予防だけではありません。ストレスで上がった血圧を下げる効果もあるのです。ストレスを感じると、私たちの体は脈が早くなり、血圧がドーンと上がります。血液が筋肉に集まり、体が動きやすいように準備するんです。この働きをするのが自律神経の一つの交感神経。マンモスと暮らしていた時代から、そういう風に私たちの体はできている。獣と闘う、または逃げ出す。だから、体を動かさなければならない。ストレスや危険を感じた時に交感神経が刺激され、体を動かすのにちょうどいい状態に調節されているんです。その時代はストレスも一時的でしたからよかったんですが、今は24時間ストレス社会。だから交感神経は働き放し。血圧が高い人が多い理由です。

どうすればいいのでしょう。話は簡単です。交感神経と正反対の作用をするもう一つの副交感神経が働けばいいのです。副交感神経はいわば安静と食事のための神経で、血圧を下げる働きをしています。ところが常に24時間ストレスが付きまとっていますから、この切り替えがなかなか難しい。交感神経から副交感神経にスポーンと切り替えてくれるのが何かというと、これが「笑い」。笑うとストレスが解消され、血圧が下がってくる。これも実験によって実証済み。「笑い」はただですから、ありがたいことです。

死因トップ3を予防

笑いの効果はまだまだあります。糖尿病もよくなります。笑うと血糖値がスッと下がってくる。今、糖尿病は予備軍だけで900万人。20歳以上の6人に1人。脂っぽいものを一杯食べる洋食化が大きな原因です。動脈硬化も多い病気です。動脈硬化の代表的なものは脳卒中と心筋梗塞《こうそく》。これも3人に1人の割合ですから、「がん」にならなかった両脇の人は喜んでいる場合じゃないですよ。どちらか1人が動脈硬化でお亡くなりになるわけですからね（笑い）。動脈硬化の危険因子は先ほど話した高血圧と糖尿病。コレストロールも関係していますが、高血圧と糖尿病が予防できるということは、動脈硬化を予防していることと同じ。笑いの効果は絶大です。

笑いは癒やしの効果ですから、ペットを飼うのも一つの方法です。ペットに癒される。そしたら心筋梗塞の再発作率が下がった、というデータもありまして、癒やしの効果はものすごい。癒やしと笑いは日々の健康に欠かせません。笑いは「がん」、心筋梗塞、脳卒中の死亡原因トップ3を予防しているのです。でも気をつけてくださいね。あまり笑うと死ねないかもしれませんから（笑い）。

浜松医科大学内科学第1講座准教授
宮嶋 裕明
【みやじま ひろあき】

1981年浜松医科大学卒業。89年同大学院医学研究科博士課程を修了し、助手、講師を勤める。99年より同大学第1内科助教授を経て現在に至る。同大学附属病院難病医療相談支援センター長。専門は神経内科、神経難病の分子生化学的な病態解析を行う。

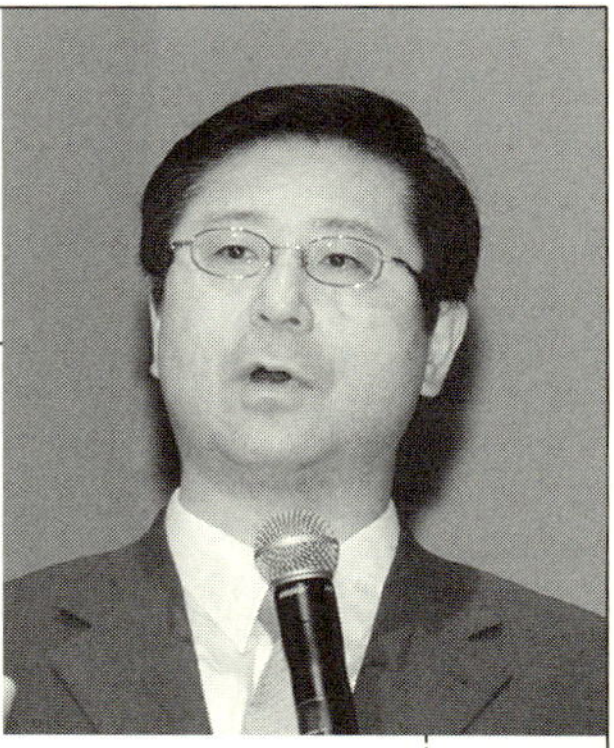

第5回

あるがままの認知症～アルツハイマー病の早期発見とケア

患者と同じ目線で介護を

認知症はひとつの病態です

最近、認知症患者が急増しているという話をよく聞きますが、実際はそれほど急速に増えているわけではありません。むしろ認知症と健常人の中間、グレーゾーンのいわゆる「認知機能障害」のひとが増えているというのが現状です。専門医が定義する「認知症」とは、いろいろな病気（約70あると言われています）で起きてくる記憶や知能の障害された状態（病態といいます）をさします。そして診断が正しければ、脳の神経細胞が徐々に壊れていき、症状は時間がたつにつれ確実に進行します。そのため日常生活で

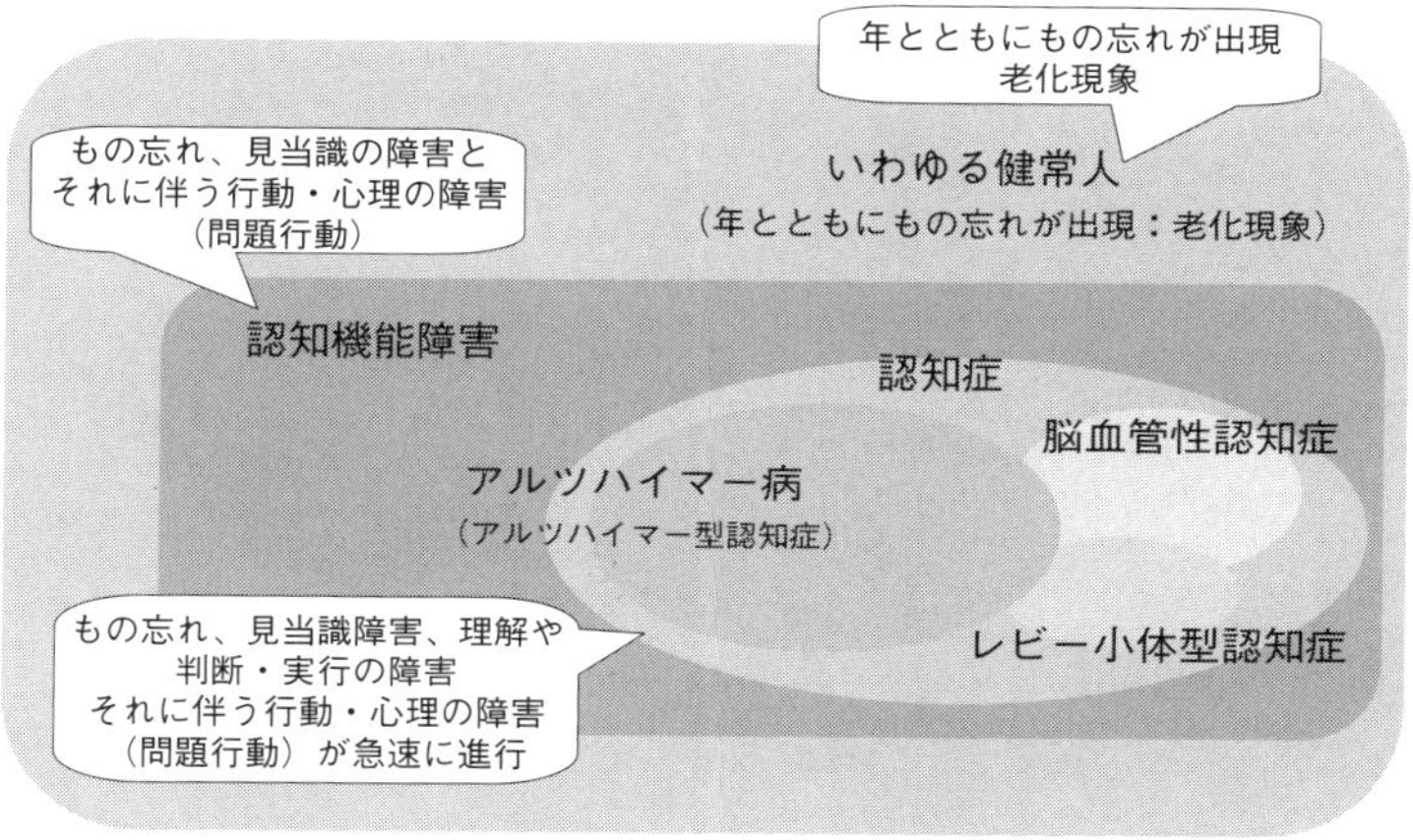

図表１　認知症の位置づけ

できることが少しずつ減ってくるという特徴があります。多少の物忘れや日時が分からずにイライラするひとがいたとしても、それは「認知機能障害」の段階です。認知症になると、理解力や判断力が低下していくことに加え、実行・遂行の障害が現れてきます（図表1）。

認知症の典型的な症状として、他人の名前がなかなか思い出せないことがありますが、後から思い出せれば全く問題ありません。また、認知症の場合は数カ月から2、3年でもの忘れが進行していきます。認知機能障害ではもっと遅くて、数年、あるいは十数年でゆっくりと薄れていきます。敢えて言えば、グレーゾーンと認知症の違いは、日常生活で問題が出てくるかどうかということです。

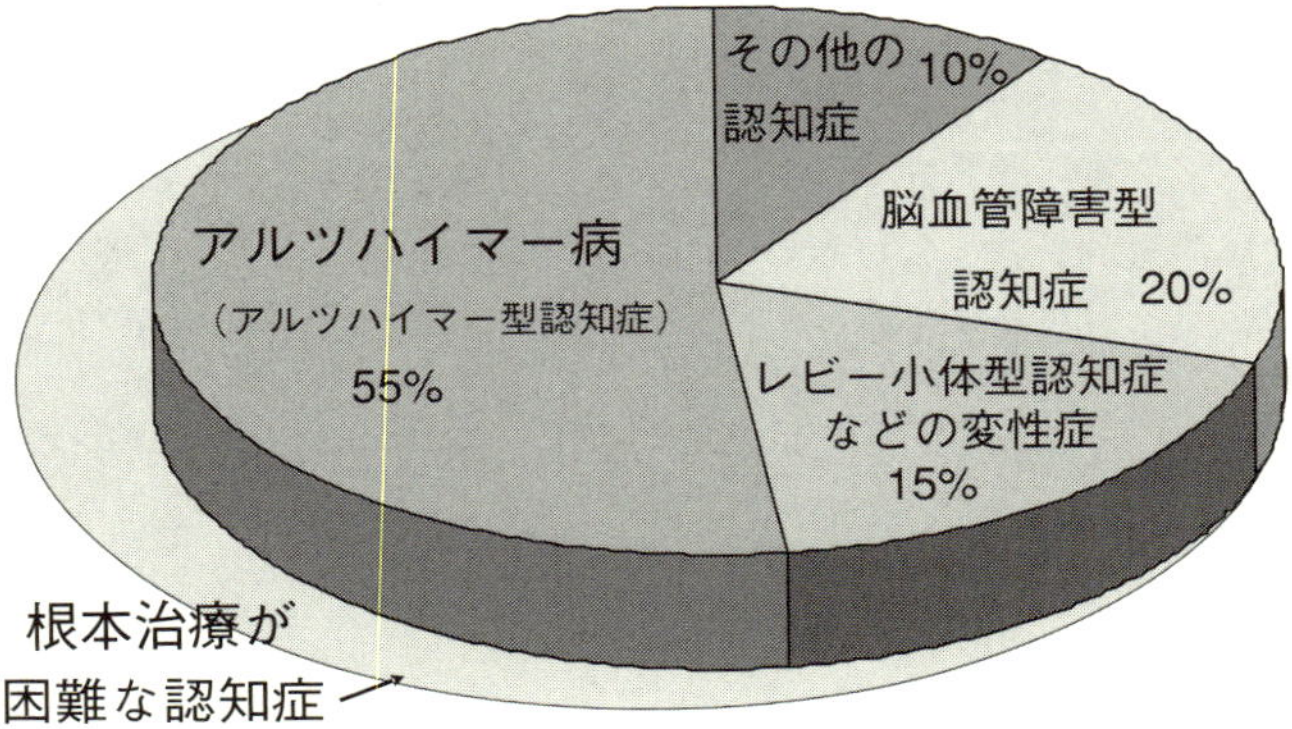

図表２　認知症のおおよその割合

認知症の診断は症状から

そうはいうものの、認知症の見極めは医師でもなかなか大変で、東京都の開業医の先生たちが行った調査でもその難しさが証明されています。調査では、認知症とそうでないと診断されたひと、それぞれ１２０人について再度、専門医に診断してもらいました。すると、正常だと言われていたひとの10％、認知症と診断されたひとの20％は診断が間違っていたそうです。したがって、認知症と認知機能障害、あるいは健常者を簡単に線引きすることは難しいのです。もの忘れが増えてくれば、自然なこととして不安も増強します。しかし、神経質になって、認知症のことばかりを考えないほうが私はいいと思います。実際に健常者と認知症患者ははっきりと分れているのではなく、その

◆今のところ根本的に治療が困難な病気（90%）
- アルツハイマー病（アルツハイマー型認知症）、ピック病、レビー小体型認知症、前頭側頭型認知症などの変性疾患
- 多発性脳梗塞、脳出血などの脳血管性認知症

◆治療が可能な病気（10%）
- 甲状腺機能低下症、ビタミンB_{12}欠乏症などの代謝性疾患
- 脳炎、髄膜炎などの感染性疾患
- 慢性硬膜下血腫、正常圧水頭症などの脳外科疾患
- 廃用症候群

認知症の原因疾患は約70、一度は専門家に相談しましょう

図表3　認知症の原因となる主な病気

境界にはグレーゾーンの認知機能障害のひとがたくさんいますし、そのひと達が必ずしも認知症になるというわけではないからです。

代表的な認知症は、アルツハイマー病（アルツハイマー型認知症）、脳血管性認知症、レビー小体型認知症の三つで、全体の約9割を占めます。これらは脳の変性疾患といって現在の医療では治すことが難しい病気です（図表2）。ただ、約1割は的確な診断がされれば治る病気が原因ですから（図表3）、認知症といわれたら必ず専門医に原因の病気を診断してもらうことが大切です。いずれの病気も中核症状といって、記憶力の低下や時間や場所の見当障害、判断力や行動力の低下、感情表現の障害がだんだん現れてきます。そうすると不安や焦りが生じ、周りのひとから叱られているように思いこんでしまい孤独になるため、い

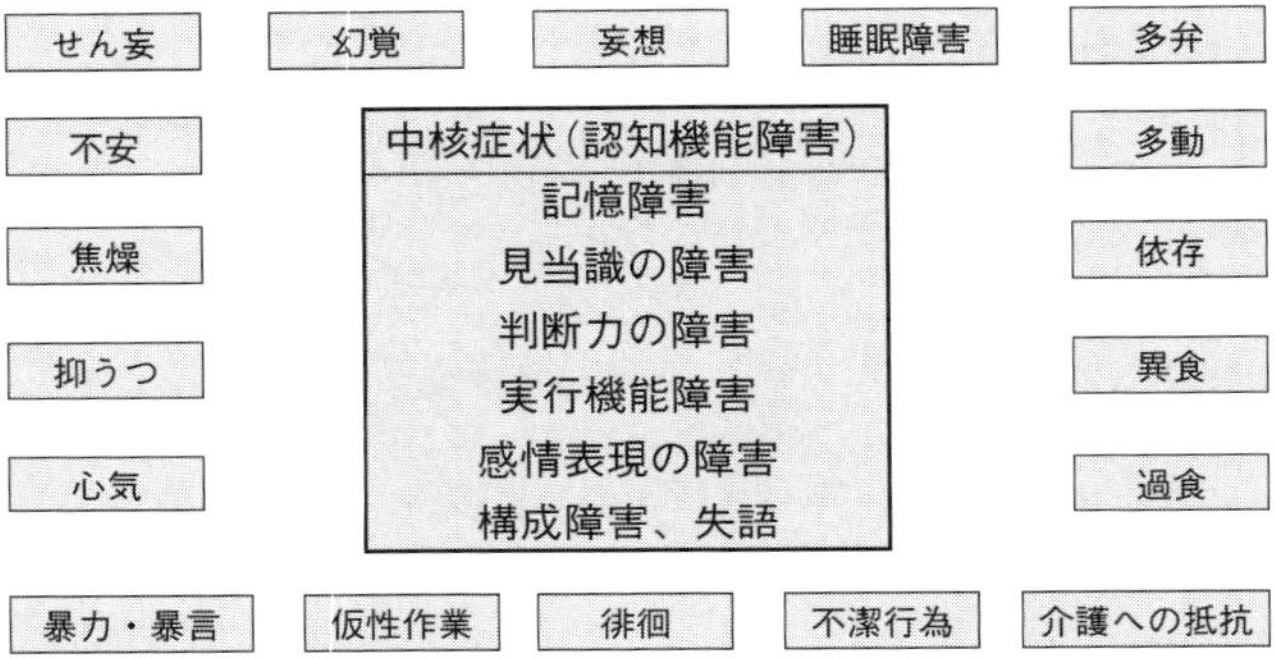

周辺症状（行動と心理の症状）

図表４　認知症の中核症状と周辺症状

ろいろな行動・心理の症状（これを周辺症状といいます）が現れてきます（図表４）。中核症状は全ての認知症患者に必ず現れてきますが、周辺症状は個人によりその内容や程度は大きく異なります。早期のアルツハイマー病（アルツハイマー型認知症）の特徴は、記憶障害だけが先行して進行し、運動の障害がなく、周りから何か指摘されると言い訳したり、取り繕ったりすることです。脳血管性認知症では、記憶障害とともに小刻み歩行が早期からみられバランスが悪いこと、頻尿が多いこと、イライラして感情的になりやすいことが特徴です。レビー小体型認知症では、早期からはっきりした幻視がみられ、記憶障害も良い日と悪い日の変動が大きく、動作が鈍く転倒しやすいのが特徴です。

認知症の診断方法はいろいろとありますが、現在、最も早期に的確に診断できるのはPET検査です。この検査では、特殊なブドウ糖を注射して、それが脳内のどこでどのように使われているのかを撮影します。脳はブドウ糖を使って働いていますから、実際の脳の働きを見ることができます。ただ、検査で認知症患者によく見られる結果が出たとしても、それだけでは、認知症とは診断できません。検査結果はあくまで目安で、認知症の典型的な症状を認めることにより正確な診断が可能になります。

早期の介護ケアが重要です

ほとんどの認知症を完治させる薬は現在ありません。ただ上手に介護やケアをすることで進行を遅らせることはできます。そうすると、早期に診断してケアすることがより一層重要になります。

認知症というと「大きな子ども」をイメージされる方が多いのですが、それは違います。子どもは真っ白でただ何も分からないのですが、認知症の場合は、今まで積み重ねてきた知的財産が、希望していないのに失われていくのです。また、何も分からなくなり、好き放題にでき、気苦労なく過ごせるだろうと考える人もいますが、実際、患者は記憶がなくなっていく喪失感と苦しみながら闘っています。心が平穏でいられない状態ですから、一番効果的なのは薬ではなく介護ケアです。

脳内で、記憶と感情を扱う部分は重なり合って位置します。記憶が少なくなってくると感情だけが空回りして敏感になり、周りから「どうしちゃったの、何でできないの」などと言われると、感情は傷つき記憶はさらに悪化してしまいます。ですから、認知症患者を責めたり、非難したりすることは避けなければなりません。例えば、認知症患者がリビングに座っていて移動を促したいときに、移動してほしい理由をきちんと説明しないままに、「邪魔」とだけ言えば、確実に感情はマイナスに刺激されます。介護側のペースで勝手に物事を行うことを続けていれば、症状はどんどん悪化してしまいます。それを回避するためには、相手に思いやりを持って接することです。一緒にいるだけでほっとするような人たちに囲まれている、という状況を作ることが最も大事だと言われています。

介護ケアのポイント：ポーレポーレ（pole pole）
ゆっくり、やさしく、おだやかに

1．不安をやわらげる→言葉や説明より、感情を大切に
2．なじみの環境作り→回想に耳を傾ける
3．自分らしさを尊重する→プライドを保てるように
4．穏やかな対応→目を見て、近くでゆっくり話す
5．してあげるではなく、できることを支える
6．抱え込まないで、相談する

穏やかに日々過ごすことができるのが最も大切！

図表5

認知症の介護ケアはゆっくり、やさしく、穏やかに

最近、スワヒリ語の「ポーレポーレ（pole pole）」という言葉が注目されています（図表5）。これは、ゆっくり、やさしく、穏やかに、という意味で、介護に関わる人たちの態度の基本とされています。穏やかな対応に加えて、そのひとらしさ、そのひとの存在を尊重することです。プライドは認知機能が低下しても多くは保たれています。今まで生きてきた環境が重要と考えて、その世界を大切に見守っていくことも大切です。昔の話に周りのひとがじっくりと耳を傾けるだけでも認知機能の低下は少なくなると言われています。また、「介護をしてあげる」のではなく、「できるこ

とを支える」と考えることが重要だと、「ポーレポーレ」では言います。そのためには患者と同じ目線で介護をしなければいけません。

しかしそういった介護は理想的ですが、誰もが実践できることではありません。一人で抱え込むのは大変ですから、相談することが大事です。今はそういった悩みの相談を受ける専門の方も増えてきました。

認知症にとっては、日々を穏やかに過ごすことがベストです。日本人の特性として周りのひととのつながりを大切にする文化があります。そういう意味では、認知症を早期に発見し、薬や特殊な機器に頼るだけでなく、周囲の人が「ポーレポーレ」ということを心がけて患者に接していくことが、有効かつ大切な治療法だと考えます。

浜松医科大学小児科学講座教授
大関 武彦
【おおぜき　たけひこ】

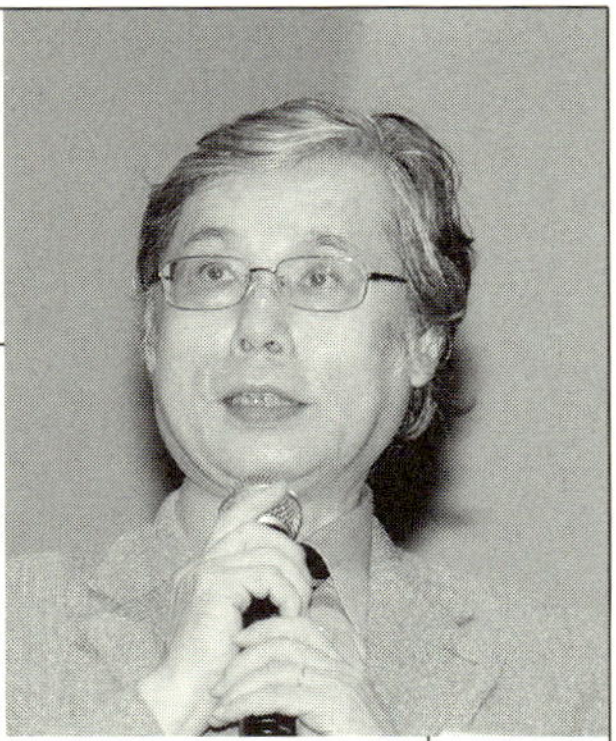

東京大学、国立小児病院、鳥取大学、スイス・リューリッヒ小児病院などを経て1997年より現職。専門分野は小児科学、内分泌代謝学で、2005年から厚生労働省の小児期メタボリック症候群研究の主任研究者として診断基準や治療法などの確立事業を推進している。

第6回

子どもと大人のメタボリックシンドローム

若い時から生活習慣を改めて

多い子どもの肥満

子どものメタボリックシンドロームが現在、注目を集めています。大人ほど多くはありませんが、メタボリックシンドロームだと思われる子どもたちが多くいることが世界的に認められてきました。もちろん大人の時期から肥満になる人もいるわけですが、子どもの時期の肥満は、大人になってもそのまま肥満である確率が高いのです。

メタボリックシンドロームになると、動脈硬化が進行して、心筋梗塞や脳血管障害を発症しやすくなり、生命が脅かされることもあります（図表1）。子どもたちの血管につ

	危険因子			基準値
①	腹部肥満	ウエスト径	男性 女性	≧85 cm ≧90 cm ⇒腹部肥満
②	脂質異常	中性脂肪値 かつ／または HDLコレステロール値		≧150 mg/dl <40 mg/dl
③	血圧	収縮期血圧 かつ／または 拡張期血圧		≧130 mmHg ≧85 mmHg
④	空腹時血糖			≧110 mg/dl

メタボリックシンドローム判定基準：
腹部肥満（必須項目）に加え②から④の2項目以上

図表１　日本人成人におけるメタボリックシンドローム診断基準
内科（2005）

いての最近の研究では、標準体重よりも多い子ども、あるいはメタボリックシンドロームのようにおなか周りが大きくなっている子どもたちは、そうでない子どもに比べて、血管が少し硬くなりはじめているという結果が出ています。実際はそれで生活習慣病の症状が出ることはありませんが、動脈硬化などの血管の病気が、子どもの時期から見られることになりますし、その後の進行も早いだろうと考えられるわけです。そのため子どもの時期から少しずつ対策をとる必要性が出てきます（図表２）。

（1）があり、（2）～（4）のうち2項目を有する場合にメタボリック症候群と診断する

（1）	腹囲		80 cm以上（注）
（2）	血清脂質	中性脂肪 かつ／または HDLコレステロール	120 mg/dl以上 40 mg/dl未満
（3）	血圧	収縮期血圧 かつ／または 拡張期血圧	125 mmHg以上 70 mmHg以上
（4）	空腹時血糖		100 mg/dl以上

（注）
- 腹囲／身長が0.5以上であれば項目（1）に該当するとする
- 小学生では腹囲75 cm以上で項目（1）に該当するとする

図表2　小児期メタボリックシンドロームの診断基準（6歳～15歳）（厚生労働省　小児期メタボリック症候群の概念・病態・診断基準の確立及び効果的介入に関するコホート研究、最終案、2007年）

●現代生活がメタボを増やす

肥満になる理由としては、大きく分けて遺伝的な要因と、生活習慣の要因に分けられます。太りやすい体質というのは確かに存在し、両親が太っているなどすると、そのような要因を受け継ぐことがあります。まれに遺伝性の病気に伴う肥満もみられます。

生活習慣では昔に比べて脂肪分、特に動物性の脂肪分をとる量が増えています。それは体を作っていく上でプラスに働く部分もありますが、体重が増加しやすくなる現象が次第に起こることもある

でしょう。また、動物性のタンパク質も過度に摂取すると脂肪も多く摂ることになりやすく、肥満につながると言われています。食生活に加えて、慢性的な運動不足も理由の一つで、家でごろごろしていたり、どこかに出掛けるときは、よく自動車を使用したりすることが、体を動かす機会を減らしてしまっています。

つまり、一般的な現代の生活が太りやすい環境を作っている原因であり、この結果としてわが国のみならず、多くの国々で小児肥満の増加が報告されています。その対策として、食事、運動を含めた総合的なライフスタイルの改善が重要になります。

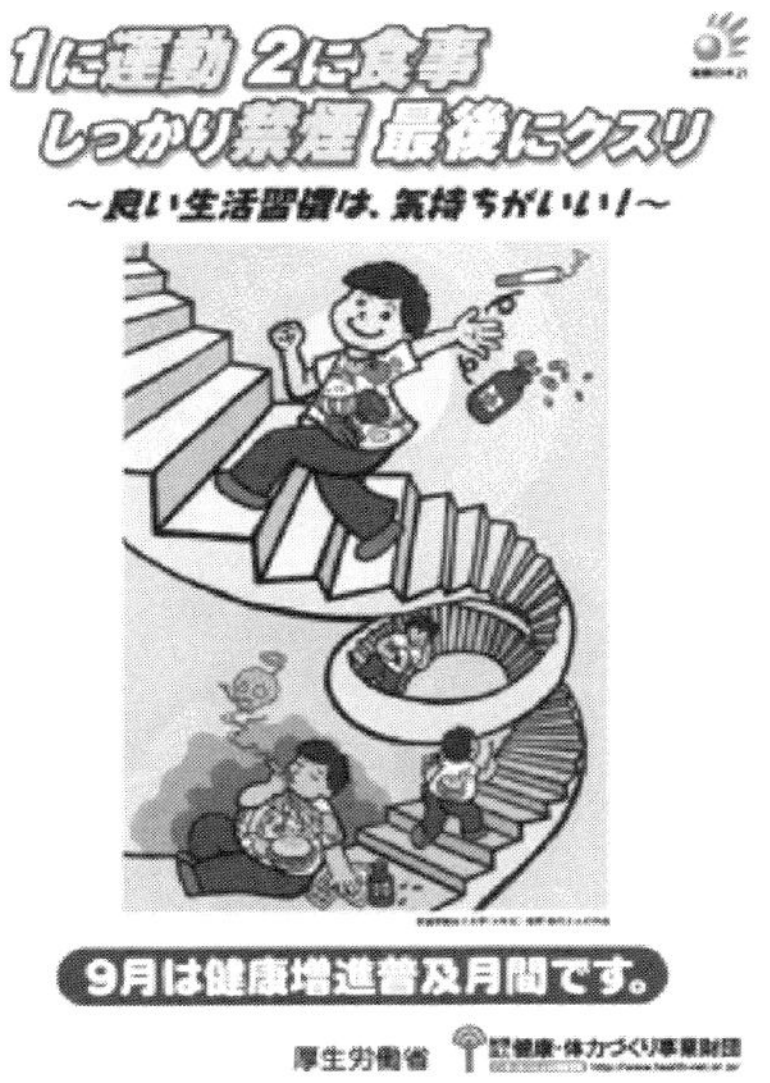
1に運動 2に食事
しっかり禁煙 最後にクスリ
～良い生活習慣は、気持ちがいい！～
9月は健康増進普及月間です。
厚生労働省
健康・体力づくり事業財団

図表3

バランスの良い生活

メタボリックシンドロームだと診断されたときは、原則として薬に頼るのではなく、生活習慣を望ましい形にすることが基本になります（図表3）。しかし、これまでの生活をがらりと変えるのは大

食生活指針

＊食事を楽しみましょう

＊1日の食事のリズムから、健やかな生活リズムを

＊主食、主菜、副菜を基本に、食事のバランスを

＊ごはんなどの穀類をしっかりと

＊野菜・果物、牛乳・乳製品、豆類、魚なども組み合わせて

＊食塩や脂肪は控えめに

＊適正体重を知り、日々の活動に見合った食事量を

＊食文化や地域の産物を活かし、ときには新しい料理も

＊調理や保存を上手にして無駄や廃棄を少なく

＊自分の食生活を見直してみましょう

平成12年3月　文部省（当時）・厚生省（当時）・農林水産省決定

図表４－１

変で、それを実現するには、小さな時からしっかりとした生活習慣を身につけることが重要になってきます。

例えば運動不足だといって30歳から突然テニスをしようとしても、小さな時から運動する習慣がなければ、体を思うように動かせないだけでなく、怪我をしてしまうかもしれません。スポーツのスキルは成人よりも子どもの方がより早く身に付け、その後も持続する傾向がありま す。食生活も同様で、好き嫌いなく食べる習慣を身につけておけば、メタボリックシンドロームになってしまったときにも、栄養士のアドバイスを取り入れた食事などへの改善がしやすくなるでしょ

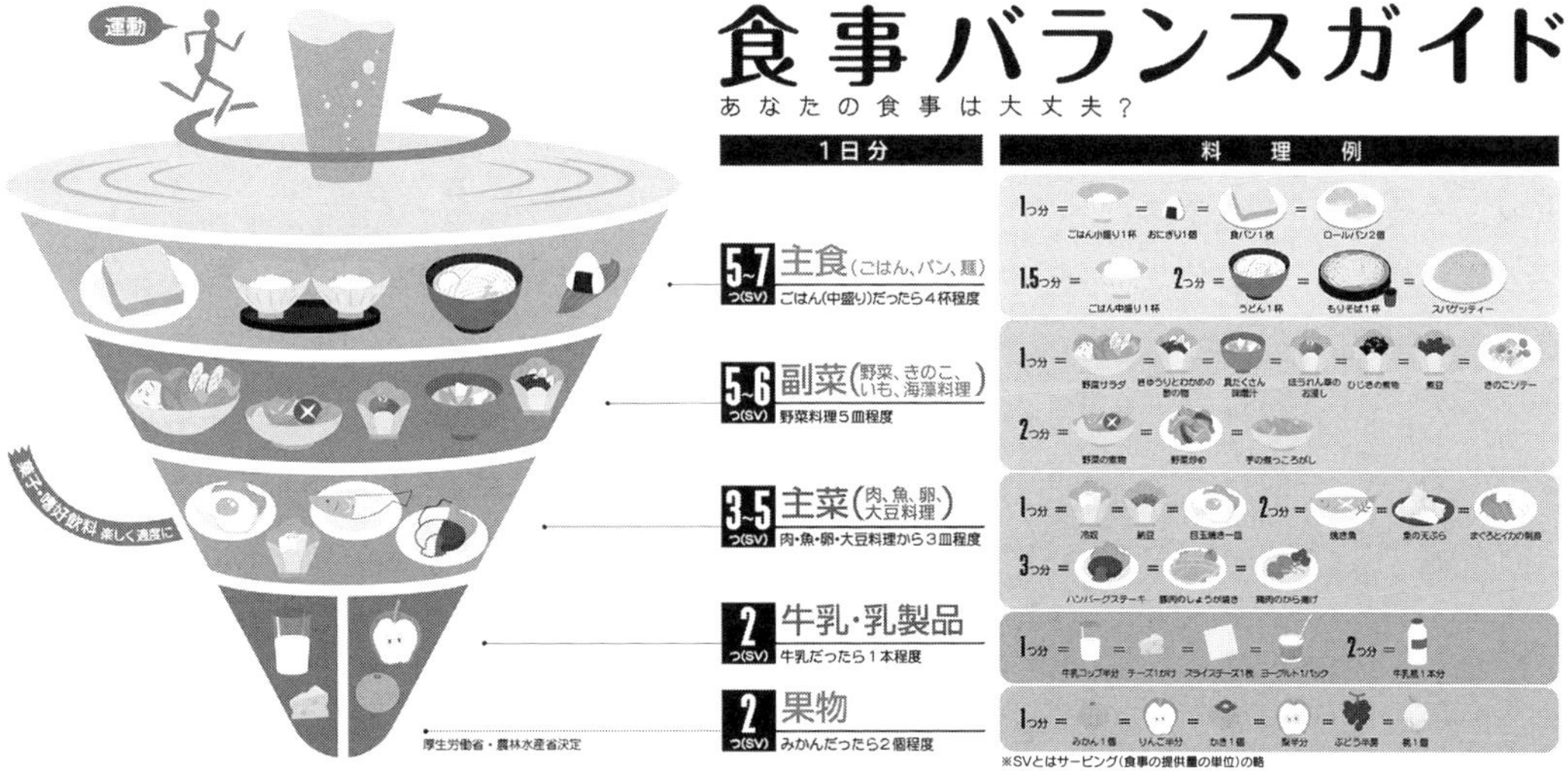
食事バランスガイド
あなたの食事は大丈夫？
1日分
料理例
運動
5~7 つ(SV) 主食（ごはん、パン、麺）
ごはん(中盛り)だったら4杯程度
5~6 つ(SV) 副菜（野菜、きのこ、いも、海藻料理）
野菜料理5皿程度
3~5 つ(SV) 主菜（肉、魚、卵、大豆料理）
肉・魚・卵・大豆料理から3皿程度
2 つ(SV) 牛乳・乳製品
牛乳だったら1本程度
2 つ(SV) 果物
みかんだったら2個程度
菓子・嗜好飲料 楽しく適度に
厚生労働省・農林水産省決定
1つ分 = ごはん小盛り1杯 = おにぎり1個 = 食パン1枚 = ロールパン2個
1.5つ分 = ごはん中盛り1杯
2つ分 = うどん1杯 = もりそば1杯 = スパゲッティー
1つ分 = 野菜サラダ = きゅうりとわかめの酢の物 = 具たくさん味噌汁 = ほうれん草のお浸し = ひじきの煮物 = 煮豆 = きのこソテー
2つ分 = 野菜の煮物 = 野菜炒め = 芋の煮っころがし
1つ分 = 冷奴 = 納豆 = 目玉焼き一皿
2つ分 = 焼き魚 = 魚の天ぷら = まぐろとイカの刺身
3つ分 = ハンバーグステーキ = 豚肉のしょうが焼き = 鶏肉のから揚げ
1つ分 = 牛乳コップ半分 = チーズ1かけ = スライスチーズ1枚 = ヨーグルト1パック
2つ分 = 牛乳瓶1本分
1つ分 = みかん1個 = りんご半分 = かき1個 = 梨半分 = ぶどう半房 = 桃1個
※SVとはサービング（食事の提供量の単位）の略

図表4－2

う。

厚生労働省もメタボリックシンドロームの予防に関するパンフレットを出して、「運動をしっかりしてください、食事に注意してください、禁煙をして薬に頼る段階まで進まないようにしましょう」と呼びかけを行っています。そしてそれが、メタボリックシンドロームに関して重要な部分だといえます。

食事に関しては最近、厚生労働省、農林水産省、文部科学省などが食育をテーマに、「食生活指針」「食事バランスガイド」を出しました（図表4）。この「バランス」がキーポイントだと私は思っています。体に良いからといって一つの食品のみを偏って食べるのではなく、やはり各栄養素がバランス良くしっかり摂れていることが非常に重要です。一度、農林水産省のホームページで確認してみるのもいいでしょう。

●家族ぐるみで対策を

私は、子どものメタボ対策として三つのことを勧めています。まずは、きちんとした食事。いわゆる減量やダイエットではなく、その時々の発育に必要な食事はどういうも

（1）ノーマルな食事・バランスのとれた食事を知る
（2）偏食をなくす
（3）運動・スポーツを楽しむためのスキル・能力

- 腹囲が80cm以上　⇒赤信号
- 腹囲／身長が0.5以上　⇒黄色信号
（腹囲が身長の1/2以上）

図表5　子どもの生活習慣病予防のための3つのポイント

のかを知ってもらうことです。それから偏食をなくしていろいろなものを食べられるようにする。最後にスポーツのスキルを身に付けることです（図表5）。

生活習慣の改善を成功させる秘けつは、家族ぐるみで取り組むことだと思います。肥満の子どもを持つ家庭は、しばしば、肥満を起こしやすいような食事だったり、運動不足だったりで偏っていることが多いものです。ですから肥満の子どもがいる場合、あるいは、お父さんが検診でメタボリックシンドロームと指摘された場合は、個人が注意するだけではなく家族全体の問題として、生活習慣を見直していくことが大切だと日頃の診療、あるいは研究で感じています。生活習慣の確立において小児期が最も重要な時期の一つとして言えるでしょう。

浜松医科大学整形外科学講座教授
長野 昭
【ながの　あきら】

1968年東京大学医学部を卒業し、同学部整形外科学教室に入局。74年三井記念病院整形外科医局長、77年東京大学医学部整形外科助手、同講師、85年助教授、98年浜松医科大学整形外科教授などを経て現在に至る。

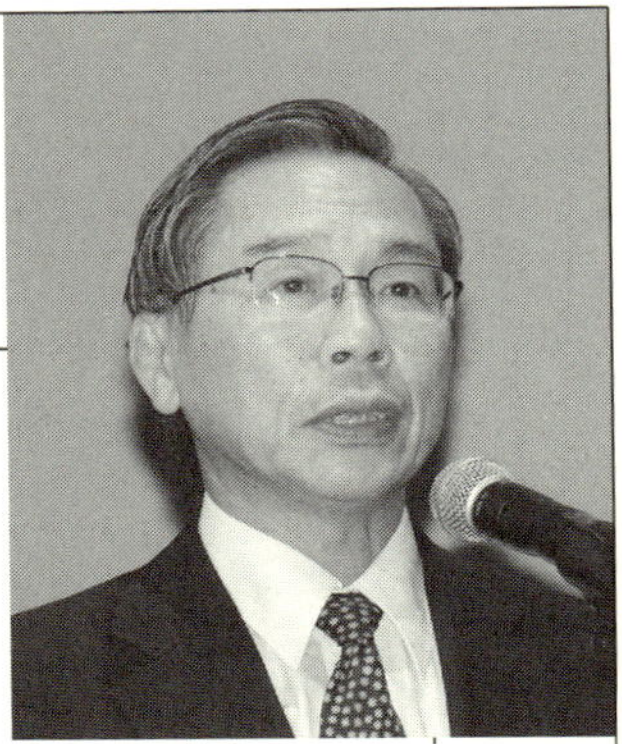

腰痛とその予防

正しい姿勢で負担を減らして

●約8割が腰痛を経験

成人の約8割が腰痛を経験するといわれています。人間は進化の過程で、直立二足歩行になりました。しかし、それによって腰に負担がかかる状態がつくられ、多くの方が腰痛に悩む現状があります。

腰痛を生じる疾患は、脊椎《せきつい》性、内臓性、血管性、心因性の四つに大きく分けられます。そしてその多くは脊椎性です。

脊椎性にも多くの疾患がありますが、その8割から9割が筋膜性腰痛（腰痛症）か加齢性変化による変形性脊椎症です。その他に、骨粗しょう症で圧迫骨折を起こして痛みが生じることもあります。また、椎間板《ついかんばん》ヘルニア、腰椎分離症や脊柱管狭窄《きょうさく》症による腰痛、脊髄の馬尾や神経根の腫瘍や椎体の炎症によって起こる腰痛もあります。

内臓性で多いのは、尿路結石ですが、婦人科的な骨盤内の臓器障害などでも腰痛は生じます。血管性はあまり多くはありませんが、腹部大動脈瘤《りゅう》解離や、それが破裂することでも腰痛が生じます。心因性の疾患による腰痛はストレスが大きく影響し、米国では腰の手術をする場合に、まず心理テストを行い、本当に患者さんが言っていることが正しいかを確かめてから手術をすることがあり、心因的な要素で腰痛はいくらでも起こることを証明しています。

腰以外にも痛み広がる

腰痛の診断は、これまでの病歴を患者さんから聞き、丁寧に診察をすることにより決定しますが、それで診断がつかなければX線検査やMRI（核磁気共鳴画像法）などいくつかの補助診断をしていきます。症状を的確に伝えるためにも、病院に訪れる前に自分の症状を書きとめておくことで、短時間でスムーズな診察が可能になるでしょう。

✓ 安静にしてもよくならない

✓ 痛みが持続している

✓ 排尿障害がある

✓ 発熱、体重減少を伴う

図表１　危険信号を疑わせる腰下肢痛

腰痛の症状にもいろいろあり、急性の場合は主に外傷性疾患か脊椎炎で、椎間板ヘルニアも突然起こりやすいものです。内臓性では尿路結石で急に痛みを感じます。また、腰の動きと関係した痛みの場合は、背骨の病気と考えた方がいいでしょう。椎間板ヘルニアは安静にしていれば痛みを感じないものですが、炎症や腫瘍などはじっとしていても痛みを感じます。痛みがだんだん強くなっていれば、重症の兆候と言えるでしょう。

みなさんに注意してもらいたいのは、症状が単に腰痛だけなのか、それとも同時に足にも異常があるかということです。腰椎から足の感覚と運動を支配する神経が出ていますが、その神経が腰椎内で圧迫されると、腰痛に加え、足のしびれや運動障害が生じます。特に坐骨神経域が障害されやすく、膝から下のしびれや筋力低下が起こり、長く放置すると手術をしても後遺症が残る場合もあります。ですから、膝から下にしびれや痛みがある場合、また図表1に掲げるような症状がある場合には、できるだけ早く病院に行かれた方が良いと思います。

椎間板にかかる圧力

実際、どういった方に腰痛が起こりやすいかというと、30から50歳代の労働者や肥満の方が代表的です。肥満の方はおなかに脂肪がつくことで腰に負担がかかってしまいます。それから明確な研究データはありませんが、たばこを吸っている人に腰痛の頻度が高いのも興味深いです。また、事務職の場合も不良姿勢と運動不足で腰痛になりやすいと言えます。いすに座る姿勢は、体幹筋や股関節、腹筋が前にかがんだ状態になり、筋肉が収縮して腰に負担をかけてしまいます。

腰への負担を表す指標として、直立している状態での椎間板にかかる圧力を100とすると、上を向いて寝ていれば25程度。いすに座ると一見楽そうに見えますが、椎間板への圧力は140程度に増えてしまいます。中腰の姿勢では約150の圧力がかかり、その状態で物を持つと倍の圧力がかかってしまいます。

力学的観点からも、重いものを持つときはできる限り腰で動かさずに、膝と股関節の屈伸で持ち上げることが大事です。しかし、高齢者や膝が悪い人にはそれでは大きな負担がかかるので、若い方に持ってもらうようにしましょう。なるべく中腰にならないよう注意することが重要です。

筋肉つけ腰を守る

腰痛の予防は良い姿勢をとることに加え、ストレッチングと運動によって筋力を保つことです。ストレッチングは不良姿勢や衝撃の緩衝能力を改善し、関節の可動域を広げて筋萎縮を抑制します。ゆっくりとした全身のストレッチング運動が適当です。腰・殿筋・太ももをゆっくり伸ばし、20秒から30秒その状態を維持します。呼吸を止めると、筋肉が緊張するので、なるべく息を止めずに行うのがコツです。

最後に運動療法で弱った筋力を強くします。これは腰痛の予防と同時に、急性期以外のすべての腰痛における治療法にもなります。特に大事なのは腹筋運動で、腰にかかる圧力を減らす効果があります。腹筋というと体が起き上がるまでするイメージがありますが、頭をちょっと持ち上げる程度で構いません。そして背筋、臀筋も一緒に鍛えてください。

県西部浜松医療センター病院長

小林 隆夫

【こばやし　たかお】

1975年名古屋大学医学部卒業。76年浜松医科大学助手、89年同講師、94年同助教授、2003年信州大学教授を経て08年より現職。日本血栓止血学会静脈血栓症／肺塞栓症部会長として静脈血栓塞栓症の疫学調査、予防ガイドラインの作成などに携わっている。

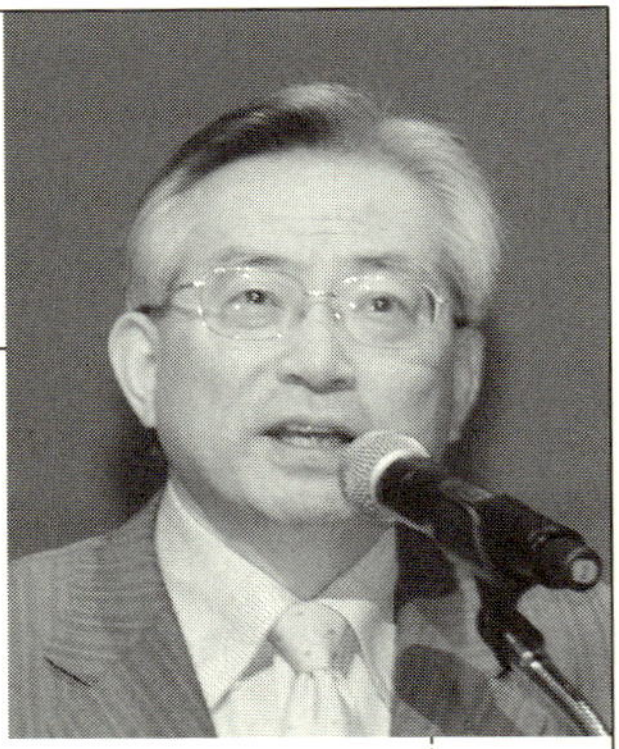

第7回

ふえつづける肺塞栓症～その早期発見と予防対策は？

下肢の腫れ、胸の痛みに注意

●近年増加する病気

長時間同じ姿勢でいると足の静脈の血液が停滞（うっ滞）し、血栓ができます（深部静脈血栓症）。この血栓が何らかの原因ではがれて、心臓を通って肺動脈に詰まる病気を肺塞栓症と言います。一般的には「エコノミークラス症候群」の名で知られており、ひどい場合には突然、呼吸や心臓が止まり、20～30％の頻度で死に至ると言われています。

深部静脈血栓症と肺塞栓症を併せて静脈血栓塞栓症と呼び、アメリカでは年間6万人以上が死亡している病気です。生活習慣の欧米化が進む日本でも同様に増えてきているこ

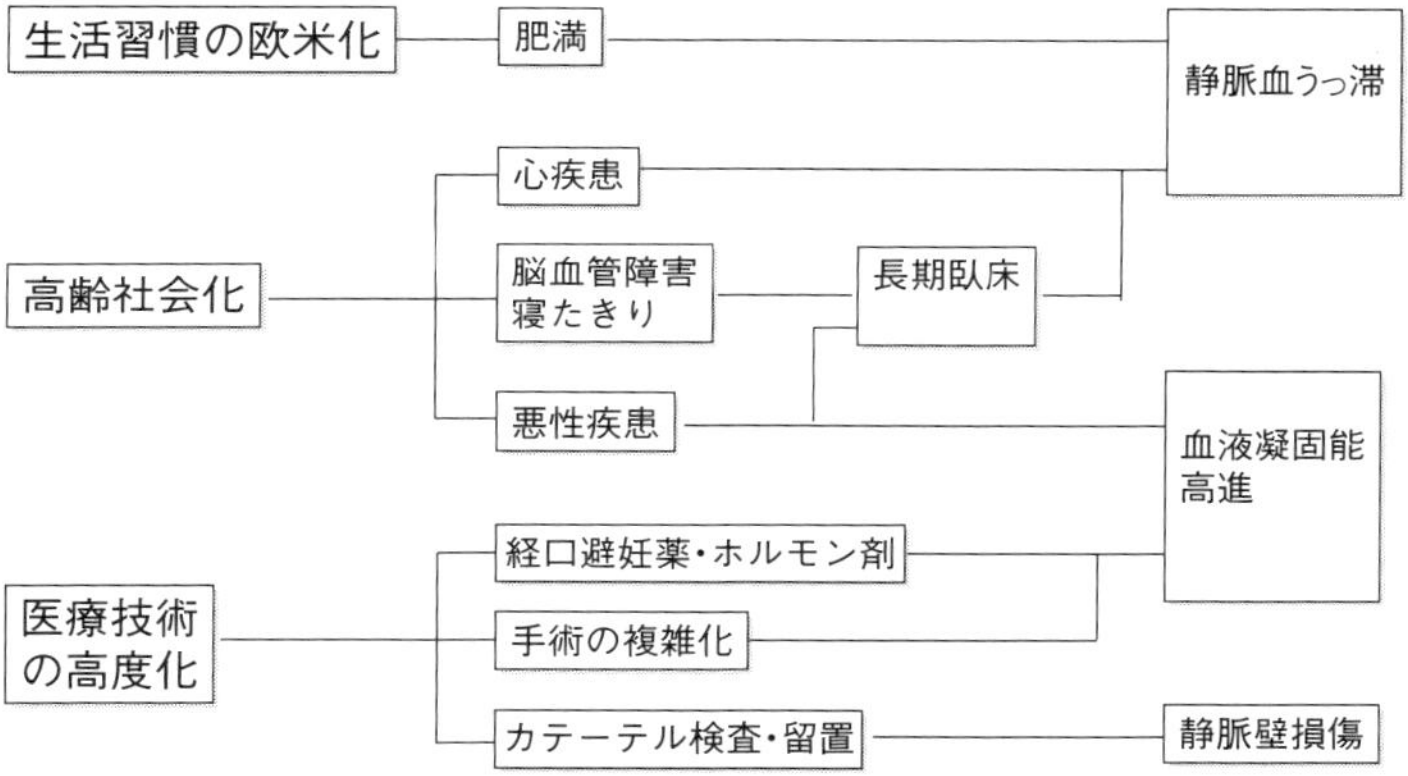

図表１　静脈血栓塞栓症と社会構造の変化

とが分かっています。

生活習慣の欧米化に加え、高齢社会化により心疾患や脳血管障害、寝たきりになる人が増え、それが長期になれば、血液がうっ滞して血栓ができやすくなります。また、医療技術の高度化による手術の複雑化、カテーテル治療などで静脈の壁に傷がついたり、がんでは血液凝固能が高進したりしますので、静脈血栓塞栓症は起こりやすくなっています（図表1）。厚生労働省が２００６年に行った調査では、日本人の発症頻度は10年前に比べて２・２５倍に増えていることが分かりました。また、精神科領域での発症も最近増えていると言われ、抗精神病薬によって活動が低下し、場合によっては身体拘束という状況下で睡眠をとらせることがあるので、その後に発症することが分かってきています。

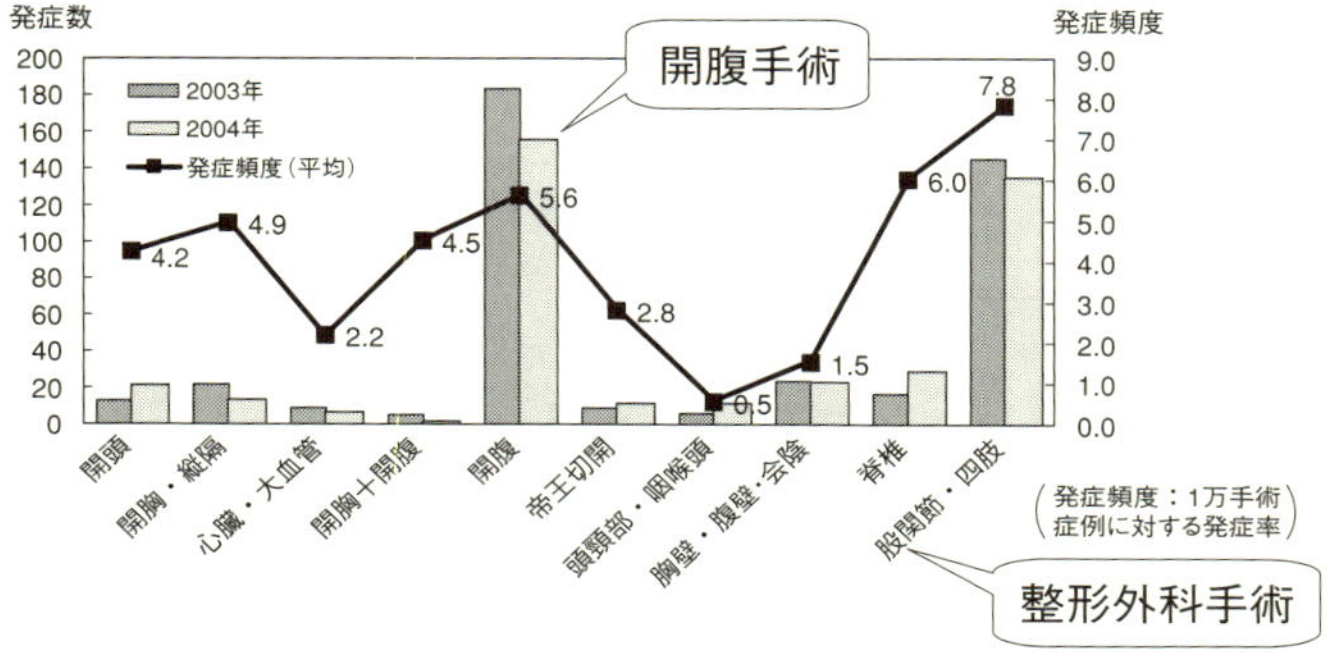

麻酔 54（7）822-828 2005，麻酔 55（8）1031-1038 2006　より数値を引用して作成

図表2　手術部位別の周術期肺塞栓症発症頻度
日本麻酔科学会認定施設でのアンケート調査

●入院中に多く発症

静脈血栓塞栓症は入院中、特に手術後に発症しやすいと言われています（図表2）。一番多いのは整形外科、次いで外科や産婦人科などの開腹手術でも多くみられます。例えば深部静脈血栓症は、膝の手術をしますと50％を超える高い頻度、つまり2人に1人以上の確率で発症します。股関節骨折手術でも40％を超え、下肢の手術全体では約1％の頻度で肺塞栓症が発症することが明らかになりました。また、外科、産婦人科、泌尿器科の開腹手術では、約4人に1人の頻度で深部静脈血栓症は発症することも分かっています。

足を動かし血流促す

欧米では30年以上前から静脈血栓塞栓症の予防対策がとられてきましたが、日本は発症頻度が少なかったために対策の遅れが指摘されていました。そこで2004年、日本血栓止血学会など多くの学会が集まり、予防ガイドラインを作成しました。これには薬を使った予防を推奨するのではなく、理学的予防法といって、血流をよくすることを中心とした予防法がまとめてあります。

まずは積極的運動、早期離床、これが一番大事なことになります。手術後は、とにかくできるだけ早い時期に歩き始める。手術後に発症する場合、その半数近くが手術当日に発症すると言われています。歩けない場合でも足の関節の曲げ伸ばしを繰り返すことが重要になります。歩くことがいかに大切かというと、ふくらはぎにはヒラメ筋という筋肉があり、これは「第2の心臓」とも呼ばれています。ここにはたくさんの血液がたまり、この筋肉が収縮することで血液を心臓まで送るポンプの役割を果たします。足首を反らしたり伸ばしたりすると、ヒラメ筋はすごく収縮して下肢の静脈血をギュッと心臓のほうに押し流してくれます。

また、歩行が難しい場合には、足の血管を締めつけることで血液のうっ滞を抑制する弾性ストッキングの着用や、足裏や下腿をマッサージする機器を使い、足の血流を心臓

● 理学的予防法
積極的運動・早期離床：術後早期から行う
弾性ストッキング・弾性包帯：リスクがなくなるまで行う。
比較的長期にわたることが多い
間欠的空気圧迫法：充分な歩行が可能になるまで行う

● 薬物的予防法
未分画ヘパリン
ワルファリン
選択的Xa阻害薬：フォンダパリヌクス—2007年4月認可、6月発売
低分子量ヘパリン：エノキサパリン—2008年1月認可、4月発売

図表３　静脈血栓塞栓症の予防方法

に向かって押し流すということもします。手術中は麻酔がかかっているので、マッサージ器を使って血流を促進します（図表３）。

薬物予防法も推進

予防ガイドラインを作成して理学的予防法を広めてきましたが、その限界も見えてきました。肥満や高齢者、長期の寝たきりの方、がん患者など発症の危険性が高い方に関しては薬物的予防法も推進していかなければいけないと思います。欧米では抗凝固薬がかなり普及しており、それが発症時の死亡率を下げている一つの要因であるとも言われています。

抗凝固薬自体は日本でも昔から使われていますが、日本人のエビデンス（検証結果）に基づいた臨

- 入院時のスクリーニングが重要です
- 患者自身が、自分で自分を管理することが大切。
  少しでも自覚症状（下肢の腫れや痛み、息苦しさや胸の痛みなど）があれば、すぐ医療従事者へ訴えてほしい
  どんなに予防しても術後血栓症は起こり得るので、早期発見、早期治療が大切です

図表4　静脈血栓塞栓症リスクを医療従事者と患者/家族が共有！

床試験の結果で認可されたわけではありません。しかし2007年4月に「選択的Xa阻害薬」、2008年1月に「低分子量へパリン」という薬が、日本で初めて臨床試験結果に基づき認可されました。安全に使用できる薬の登場は今後、薬物的予防法が広まっていくきっかけになるでしょう（図表3）。

この病気はどんなに予防しても一定の頻度で発生します。早期発見のためにも深部静脈血栓症については下肢が腫れていないか、肺塞栓症については胸の痛みや呼吸が苦しくないか確認しましょう（図表4）。異常がみられた場合には直ちに医師に連絡（病院を受診）してください。早期発見、早期治療が何よりも大切なのです。

浜松医科大学精神神経医学講座教授
森 則夫
【もり　のりお】

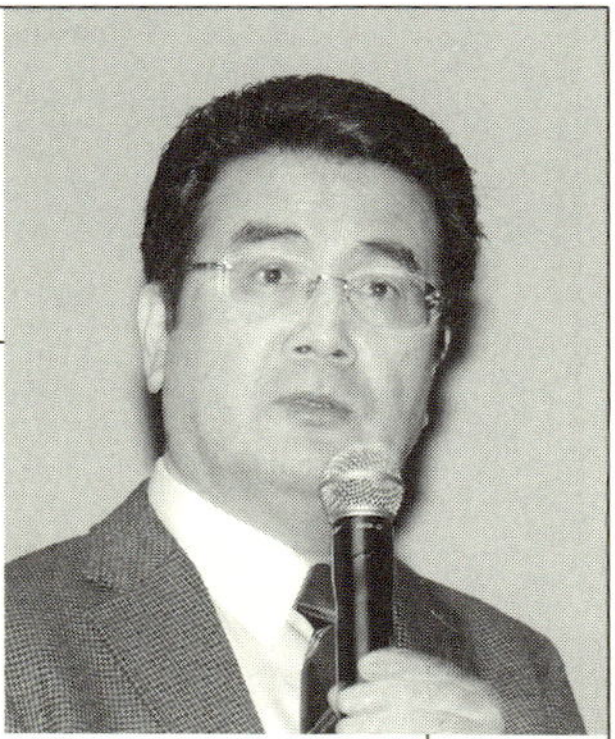

1977年福島県立医科大学卒業。同大学精神神経科に入局、精神医学を専攻。ブリティッシュ・コロンビア大学神経科学研究所客員研究員、福島県立医科大学講師などを経て現職。研究領域は統合失調症と自閉症の病因と治療法に関する研究。県犯罪被害者支援センター副理事長、日本脳科学会理事長など。

うつ病の早期発見と対応

体、心の変調に疑いを

●非常に多い「うつ病」

うつ病は大変多い病気で、一般人口の約5％、実に20人に1人の割合で発症します。生涯の間にうつ病になる人の割合はさらに高く、約20％、つまり5人に1人がうつ病になります。女性は男性に比べてほぼ2倍の割合で発症しています。うつ病に似た症状を示す時、うつ状態ということがあります。適応障害や統合失調症でも、うつ状態はみられます。うつ状態はうつ病よりも広い意味で使われますが、一般には、うつ状態とうつ病とはほぼ同じと考えていただいて結構です。

うつ病になると、精神症状の他に身体症状が現れます。人間は身体症状を重く見て、精神症状を軽く見る傾向がありますから、当初はうつ病を身体の病気だ、と勘違いしている方が少なくありません。うつ病のために体の調子が悪くなって総合病院を訪れる患者さんは、体の病気と思い込んでいますから、精神科ではなく内科や婦人科など他の科で初期治療を受けているのが実情です。よく調べてみると、総合病院に来る方の少なくても2割、多い場合には5割はうつ病と考えられています。

うつ病の身体症状

うつ病の身体症状で一番多いのは食欲低下と不眠です。お腹がすかないし、食べてもおいしくありません。夜は寝付けず、寝てもすぐに目覚めてしまいます。追いかけられる夢を見たり、朝は早くから目覚めたり、よく寝た感じがしません。体が疲れやすく、すぐに横になりたくなります。倦怠《けんたい》感や自律神経症状（自律神経失調症）もでてきます。自律神経症状の特徴はいわゆる持病の悪化で、耳鳴りのある人は耳鳴りが強くなり、頭痛持ちの人は余計に頭が痛くなるなどさまざまです。これらの身体症状はその他の病気でも現れますから、こういった身体症状のみから、うつ病ではないかと気づくのは難しいことです。

うつ病の精神症状

では、どうやってうつ病と診断するのでしょうか？　身体症状はうつ病に特徴的とはいえません。特徴的なのは精神症状です。それらを挙げてみましょう。気分が落ち着かない（抑うつ気分）、理由もなく気持ちがそわそわする（不安焦燥感）、テレビを見てもつまらない（興味の減退）、仕事に集中できない（集中力の低下）、なんでもないことをとても悪いことをしたと考える（自責感）などです。お年寄りがうつ病になると、集中力が低下するので、物忘れをするようになります。それを、アルツハイマー病になったのでは、と心配する方がいます。しかし、そうではありません。うつ病が治れば、物忘れもなくなります。症状が強くなると、「いなくなりたい」、「死んだ方が楽」（自殺願望）といった普通とは明らかに異なった精神状態が顕著になります。倦怠感が強くなって動くことすらできないこともあります。こういう場合には、入院による治療が必要です。

体調が悪い状態や気分が優れない状態が長い間続いたら、うつ病を疑って精神科を受診してください。大事なことは、本人はうつ病だと気づきにくいので家族や周りの人が気づいてあげることです。

うつ病の治療にはくすり（抗うつ薬）と休息が大事

うつ病になった時、治療はどうするのか？　大事なのは心の病気も体の病気も同じと考えて治療することです。風邪を引いた時には、薬を飲んで、休みます。他の病気でもそうです。うつ病も同じです。これは良く知られていることですが、励ましたり、体を動かすように無理強いしたりしてはいけません。風邪をひいた子どもを外で遊ばせないのと同じです。うつ病は外からはどこも悪くないように見えるので、「怠けているのではないか」と思われがちですが、そうではありません。動こうにも動けないのです。ですから、体を動かすように無理強いすると、症状は悪化します。

治療には抗うつ薬を用います。不安感や焦燥感がある場合には抗不安薬、また眠れない場合には睡眠導入剤（睡眠薬）を併用します。効果が現れるまでにおおむね1週間かかります。これらの薬が発見されたのは約50年前のことです。口が渇く、眠い、便秘になる、などの副作用が多く見られましたが、今は副作用のない薬が開発されています。

うつ病になると、多くの場合、薬を長期にわたって飲む必要があります。ですから、副作用の少ない薬の登場は患者さんの生活の質を高めるのに大いに役立っています。最近ではうつ病への理解も進み、薬への抵抗も少なくなっています。

うつ病は治療薬によって約70％が良くなりますが、30％は慢性になったり、治ったと思っても、またうつ状態に戻ったりします。このような、治りにくいうつ病をどのように治療するかが大きな課題で、色々な工夫をして対応しています。薬の組み合わせを工夫すると効果が高まることがあります。このような組み合わせは幾つか知られており、強化療法といっています。また、電気刺激療法も効果があります。これは、以前は電気けいれん療法といわれていました。けいれんが起こるので、偏見をもたれていましたが、今は麻酔科医が麻酔をかけ、けいれんが起きないようにして電気刺激を与えています。大変安全な治療法として普及していますが、麻酔科医がいる総合病院でしかできません。外国では、脳内に電極を埋め、脳を直接刺激する深部刺激療法と言われる治療法の開発が進んでいます。

●増え続ける心の病

今、心の病気は毎年5％ずつ増えています。自殺者は3万人を超え、男性の占める割合が増えています。ストレスの多い環境下では、気持ちのコントロールができずに、心が宿る脳が耐え切れない状態に置かれ、やがて破たんしてしまいます。自殺者のうち少なからぬ方がうつ病にかかっていると考えられています。早期に発見して治療すれば、うつ病の症状は軽くなります。家族が気づいてあげることが大事です。働いている方は相当強いストレスを受けていますので、体調がずっと悪いような場合には、それを軽くみないでいただきたいと思います。うつ病のために現れた身体症状の可能性がありますので、「気分はどうか」とか、「不安になったりしないか」とか、「イライラはしないか」とか、尋ねてください。肯定したら、迷わず精神科を受診してください。

結論です。うつ病は誰でもかかる可能性のある病気です。体調がよくない状態が2、3週間続き、それにどうしても気分が晴れ晴れしなかったら、うつ病ではないかと疑って専門医の診察を受けていただくことが肝要です。

早期発見でのばそう　健康寿命

平成21年3月26日　初版発行

編　者　静岡新聞社
発行者　松井　純
発行所　株式会社静岡新聞社
〒422-8033
静岡市駿河区登呂3-1-1
TEL 054-284-1666

印刷　藤原印刷株式会社
デザイン　有限会社アイ・ディー

ISBN978-4-7838-2228-8 C0036 Printed in Japan